れんこんパワーで
病気をはじき出す!

粘膜力でぜんぶよくなる

埼玉医科大学教授
和合治久 著

はじめに

免疫力を上げるには、まず粘膜ケアを！

近年、「免疫力」という言葉が一般的に使われるようになってきました。

「疲れすぎて免疫力が落ちている……」

「風邪をひきやすくなった……」

「なんだか元気が出ない……」

そんなふうに感じている人には、ぜひ「**すぐにれんこんを買ってきなさい**」

とおすすめしたいと思います。

私は、今まで40年以上にわたり「免疫」の研究をしてきました。

免疫機能がきちんと働いていれば、あらゆる病気を遠ざけてくれます。逆に免疫力が落ちている時には、細菌やウイルスにも感染しやすくなったり、できた腫瘍ががん化して生命の危険に脅かされることもあります。一方で、免疫の過剰反応によってアレルギーを引き起こしやすくなります。

どうすれば、免疫力を上げて恐ろしい病気を遠ざけることができるのでしょうか。

長年の研究のすえにわかったのは、免疫に最も大切なこと……私たちが病気にかからず健康でいられるかどうかのカギは、「粘膜」にあるということです。

健康に生きていきたいなら、まずは粘膜ケアを心がけること。

そして、そのために私が最もおすすめしたいのが、誰でも簡単に手に入れることのできる食材、「れんこん」なのです。

寿命に差がつく！「しっとり粘膜」と「カサカサ粘膜」

「粘膜」に関しては、まだまだ気にしている方が少ないかもしれません。しかし近年、私のところにも健康系のテレビ番組や雑誌で「粘膜」について取材に訪れる方が多く、盛り上がり始めているのを感じます。

胃カメラなどの内視鏡検査を受けたことがある方は、ご自分の内臓の粘膜をご覧になったことでしょう。表面がきれいなピンクで、粘液でしっとりと潤っていたなら、あなたの粘膜はどんな病気もはじき出してくれます。

逆に、粘液が潤沢に出ていない粘膜は、病気を呼び寄せてしまいます。

この本では、そうした粘膜の状態を「**しっとり粘膜**」と「**カサカサ粘膜**」と名付けました。

あなたの粘膜はしっとりの状態でしょうか、カサカサの状態でしょうか。**それはあなたの寿命に直結します。**

同じ年齢でも、とても若々しく見える人と、10歳も年上に間違われてしまうような、老けて見える人がいますね。この人たちの粘膜を調べてみたら、間違いなく、**若く見える人はしっとり、老けて見える人はカサカサ**の粘膜をしているでしょう。

病気にかかる確率も変わってきます。

毎年冬になる前に、インフルエンザの予防接種を受ける方も多いと思います。**せっかく予防接種を受けたのに、結局インフルエンザにかかってしまった、**という経験がある方はいませんか？　もしそうなら、あなたの粘膜はカサカサに違いありません。

インフルエンザの予防接種は、ただ受ければいいというわけではないのです。口の中にある粘膜が、しっかり唾液《だえき》を出せるかどうかで効き目に差が出てきます。

予防接種によってインフルエンザの抗体ができると、それが唾液の中に含まれるようになります。唾液がしっかり出ている人は、インフルエンザウイルスが口の中に入ってきても、予防接種の抗体でブロックすることができます。ところが唾液がしっかり出ていないと、せっかく予防接種で作った抗体が働くことができないのです。

つまり、**口の中にしっかり唾液を出せる健康な粘膜がない人は、余計な病気を引き寄せてしまいます。**

ほかにもアレルギー症状が出やすかったり、胃潰瘍や十二指腸潰瘍、ドライアイなどといったトラブルがある人は、粘膜力が衰えているサインです。

このような現代人のカサカサ粘膜に警鐘を鳴らし、粘膜の大切さを知ってもらいたいと思い、本書を作ることにしました。

知ってほしい！ れんこんパワー

免疫力を上げる＝粘膜を鍛えるためには、特別な医薬品などは必要ありません。

私が実際に免疫力の研究で使っているものも、**「薬」は一切ありません。**だから例えばアレルギーの患者さんがお医者さんにかかったとしても、私が研究で使っているものを処方してもらうことはできません。「薬」でも「サプリメント」でもなく、「食物類」だからです。

そんな、ただの食物で劇的な効果が出るなんて、信じられないと思われるかもしれませんが、さまざまな実験で効果が確認されています。むやみに薬を使いたくない、と思っていらっしゃる方にもおすすめです。

粘膜力は、自分で高めることができます。やり方もごく簡単なものばかり。本書では、その方法もしっかりとご紹介しました。

中でも私が粘膜力＝免疫力をアップするために最もおすすめしたいのは、さきほどもお話しした通り**「れんこん」です。「れんこん」は粘膜力を高めるために必要な成分を多く含むほか、それ以外にも免疫力に効果的な成分があり、非常に効率がいいと考えています。**

日本はこれから超高齢化社会を迎え、医療費の問題などが山積みになっています。これらの問題を解決するには、私たちひとりひとりの健康寿命（寝たきりなどにならず、健康上の問題がない状態で日常生活を送れる期間）を延ばしていくことしかありません。

粘膜力を高めれば、健康寿命を延ばすことができます。しっとりと潤った粘膜を維持して、病気に負けない元気な体を目指しましょう。

埼玉医科大学教授　和合治久

目次

第2章

カサカサ粘膜は病気を呼ぶ！

第3章

粘膜力を高める驚異のれんこんパワー

第4章

れんこんエキス+乳酸菌でこんなに変わった！

第5章

まだまだある！ 簡単にできる粘膜力アップ術

プロローグ

免疫力＝粘膜力だ！

病気になりやすいかどうかは粘膜力次第！

インフルエンザ、花粉症、アトピー性皮膚炎、食物アレルギー、ドライアイ、ドライマウス、胃潰瘍、便秘、潰瘍性大腸炎、がん、不妊……。

これらはすべて現代人がかかりやすい病気です。実際、現在これらの病気にかかっている人もいらっしゃると思いますが、そんな人のほとんどは、**「粘膜力」が衰えている**と言えます。これらはすべて、体の粘膜の力が弱まるとかかりやすくなる病気なのです。

みなさん、普段自分の粘膜を意識することはないと思います。しかしながら、たった0・5～1㎜ほどのごく薄い粘膜が、〝病気になりやすいかなりにくいか〟を左右するほど重要な働きをしています。**粘膜は、病原体が体に侵入するのを防ぐ働きのある「粘液」を分泌する、体の第一のバリアなのです。**

現代人は、ストレスなどさまざまな要因でこの粘液が不足した、カサカサ粘膜の人が圧倒的多数。そのため病原体が体にどんどん侵入し、先に述べたような病気になる人が急増しているのです。

よく、〝ドロドロ血液〟は病気を招くと言いますが、〝カサカサ粘膜〟も病気の大きな原因です。理想的なのは粘液で潤ったしっとり粘膜。しっとり粘膜をキープして、粘膜力を高めること＝免疫力を高めることなのです。

●ポイント●

カサカサ粘膜は、現代人に多い病気の引き金になる

粘膜力が低下するとこんなに危険！

粘膜力が下がることで、なりやすくなる症状をまとめました。たとえ今は元気だったとしても、こうした病気の危険はすぐそばにあると言えます。

- 目が乾きやすくなって、ドライアイになる。
- 花粉症になりやすくなる。
- インフルエンザや風邪にかかりやすくなる。

■ 物が飲み込みにくくなり、誤嚥性《ごえんせい》肺炎になりやすくなる。

■ アトピー性皮膚炎になりやすくなる。

■ 便秘や下痢をしやすくなる。

■ 消化不良を起こしやすくなる。

■ 胃潰瘍、十二指腸潰瘍にかかりやすい。

■ 不妊になりやすい。

■ がんになり、命を落とす危険も。

■ 肌が荒れやすくなる。

あなたの粘膜力はどれくらい？
粘膜力チェックテスト

粘膜力低下の危険性をお話ししたところで、まず、今の自分の粘膜力をチェックしてみましょう。

粘膜力の高さは、普段の生活習慣や、今の体の状態などから判断することができます。

以下の項目で、自分に当てはまると思うものすべてにチェックを入れてみてください。

- [ ] 仕事が忙しく残業や休日出勤が多い。
- [ ] 期限に追われる仕事をしている。
- [ ] 毎日、仕事に行くのが憂鬱だ。
- [ ] 職場の作業環境（騒音、照明、温度、湿度など）がよくない。
- [ ] 平均睡眠時間は6時間以下。
- [ ] 生活のリズムが不規則。
- [ ] 夜遅くまでスマホやパソコンを見ていることが多い。
- [ ] 夜、寝付きにくかったり、眠れないことが多い。
- [ ] 朝は目覚めが悪く、なかなか起きられない。
- [ ] 職場や家庭、友人などの人間関係に悩んでいる。

悩みを相談できる人がいない。 □

ちょっとしたことにもイライラしやすい。 □

几帳面な性格で、何事も完璧にしないと気が済まない。 □

夢中になれる趣味などが特にない。 □

運動と言えることは特にやっていない。 □

心配事や不安なことがある。 □

疲れがなかなかとれない。 □

皮膚が乾燥しやすい。 □

食後に胃もたれしやすい。 □

食欲があまりない。 □

便秘、または下痢気味である。　□

目が乾燥しやすい。　□

口の中がカラカラだと感じることがある。　□

物を食べた時に飲み込みにくいことがある。　□

風邪をひきやすい。　□

手足が冷えやすい。　□

動悸や息切れをすることがある。　□

肩や首が慢性的にこっている。　□

血圧が高め。　□

以上の項目で、ほとんどチェックがつかなかった人は、粘膜力が高い状態。健康で、病気にもかかりにくいのではないでしょうか。

逆に、多くついた人ほど粘膜力は衰えていて、病気にかかりやすい状態です。深刻な病気になる前に、今すぐ、この本でご紹介する粘膜力アップ術を取り入れましょう。

・ポイント・

粘膜力が低下している人は、深刻な病気になる前に対策を！

第1章

これだけは知っておきたい！粘膜の役割

粘膜はどこにある？

粘膜が体のどこにあるか、あまり考えたことがない人が多いと思いますが、なんとなく、ヌルヌル、ネバネバした部分というイメージがあるのではないでしょうか。

正にその通り、**体のヌルヌル、ネバネバした部分は、すべて粘膜です。**

まずは口の中です。口の中の、頬の内側や上あご、舌、歯茎など、歯以外のすべての部分は粘膜で覆われています。

また、のどや、鼻の穴の中のほか、その下に続く気道や、胃や腸の内側、尿道や肛門の内側も粘膜です。

この口から胃や腸を通って肛門まで続く粘膜は、１本の管のようになっていて、大人で９ｍほどあると言われています。この長い管がすべて粘膜で覆われているのです。

そのほか、子宮や膣などの生殖器も粘膜で覆われていますし、眼球の角膜や結膜も粘膜です。

つまり、**人間にとって非常に重要な部分は、すべて粘膜に覆われているのです。**

そして、そのほとんどが体の内側にあります。

ただ内側といっても、息をしたり物を食べたりしている限り、粘膜は外界と接しています。口から肛門までは１本のホースのような管状ですが、その内側は外界と直面しているのです。

私たちの体で、一番外側にあって外界と接している部分は皮膚です。皮膚のように外側にむき出しになってはいませんが、体の内側にありながら外界と接しているのが粘膜と言えます。

つまり、**粘膜は〝内なる外〟**と言えるのです。

このため、粘膜には常に、空気や食べ物などと共に、ウイルスや細菌など、さまざまな異物がダイレクトに飛び込んできます。

それゆえ粘膜は、人体をさまざまな外界の異物から守る、非常に重要なバリア機能を担っているのです。

・ポイント・

粘膜は、体の内側にあり、外界とつながる〝内なる外〟

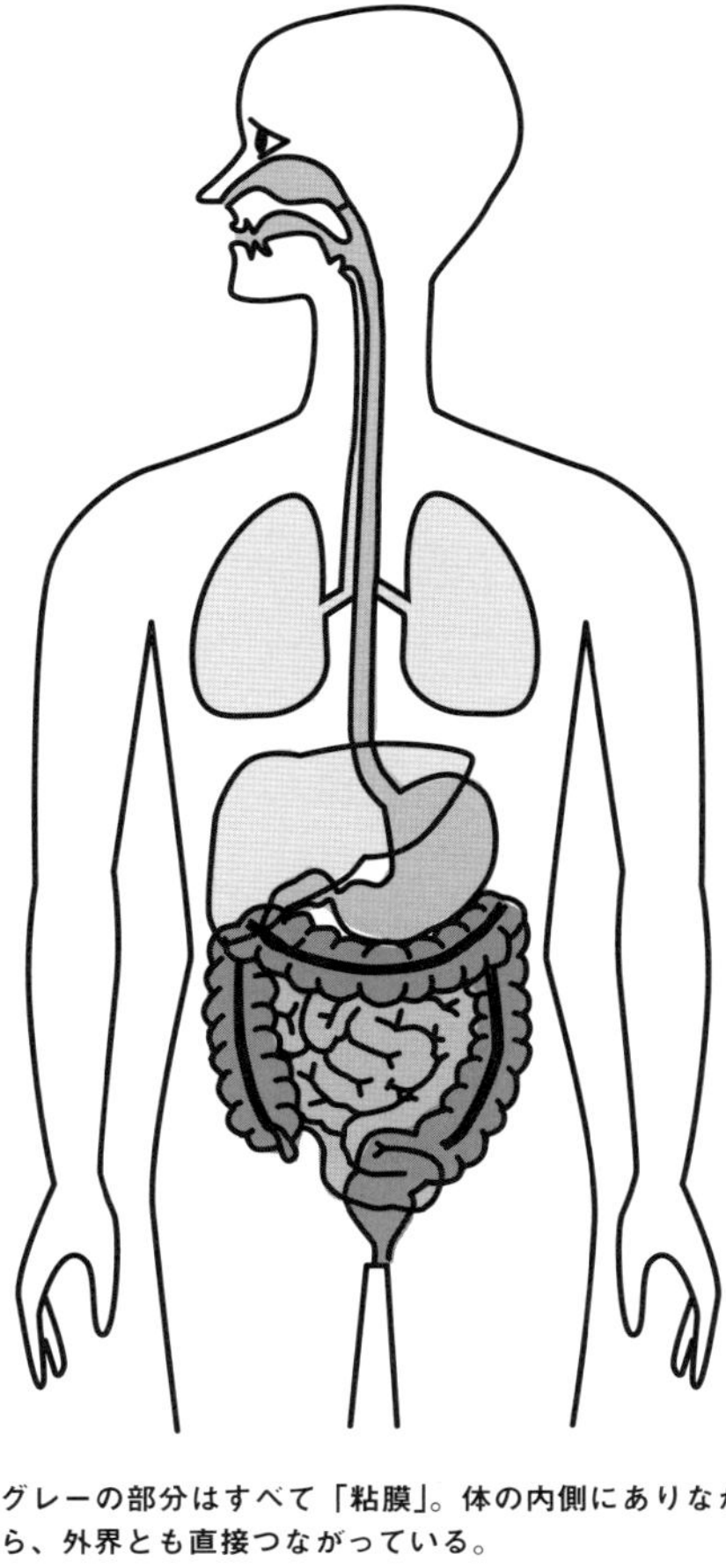

グレーの部分はすべて「粘膜」。体の内側にありながら、外界とも直接つながっている。

粘膜ってどんなもの？

粘膜とは、口腔内や、咽頭、消化器、泌尿器、生殖器などの内側を覆う薄い膜です。

口の中で頬の内側を軽くこすると、薄くはがれるものがあります。これが粘膜です。

胃の内視鏡検査などで自分の胃の中を見たことがある人も多いと思いますが、消化管などの粘膜は、健康な状態だと、きれいなピンク色をしています。

また、**健康な粘膜からは常に「粘液」が分泌されていて、表面はいつもしっ**

とりと濡れた状態になっています。

粘膜の構造をさらに詳しく説明しましょう。

まず、表面に「粘膜上皮《じょうひ》」という表面を守る細胞層があり、その下には、「粘膜固有層《こゆうそう》」という粘液を分泌する腺を含む結合組織の層があります。

また小腸の粘膜上皮には、大腸にはない絨毛《じゅうもう》という細かい毛が生えています。

上皮細胞はターンオーバーが早く、およそ3日で新しいものに生まれ変わります。これは、粘膜にくっついた異物を、できるだけ早く体外に排出するためです。

小腸の場合、上皮細胞の細胞間には「杯細胞《さかずきさいぼう》」という細胞もあり、粘液はここから分泌されます。

この粘液が、人体を守るためにとても大切なもので、病原体から体を守るさまざまな成分が含まれています。

小腸の上皮に細菌やウイルスなどの異物が侵入すると、杯細胞から大量の粘液が分泌され、それが異物をやっつけてくれるので、体は守られるのです。

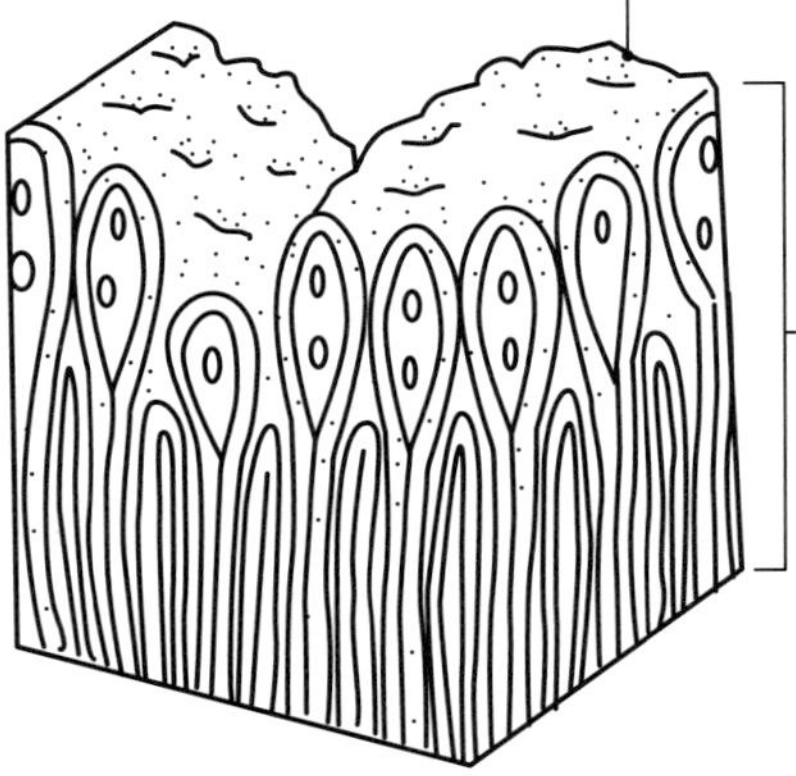

●ポイント●

粘膜は、異物の侵入を体の最前線で防ぐ、防御壁

粘液は、体を病原体から守る防御物質の宝庫

粘液とはどんなものかを、さらに詳しくお話ししましょう。

粘液といってもなかなかピンとこないかもしれませんが、口の中の粘膜から分泌される唾液も粘液ですし、鼻から出る鼻水や、目から出る涙にも粘液が含まれています。粘液は、体のすべての粘膜から分泌されます。

粘液には、数種類の防御物質が含まれています。

そのひとつが「**ムチン**」です。

ムチンは、糖とたんぱく質が結合してできた多糖類の一種で、粘液の主成

分。これがネバネバとした粘り気のもとになっています。

ムチンには、細菌やウイルスなどが粘膜細胞に付着するのを防ぎ、それらをからめとって体外に排出する働きがあります。

また、**ムチンには粘膜を保護する働きもあります。**

例えば胃の中で、強酸性である胃酸が分泌されても胃壁が溶けてしまわないのは、**ムチンを含む粘液が胃壁を守っているからです。**

ムチンの保護作用は、それほど強力なのです。

さらに**ムチンには疲労回復効果もあります。**ムチンには、たんぱく質の分解を促す酵素が含まれ、食べ物から摂ったたんぱく質を体に吸収されやすくするので、これによってたんぱく質が効率良くエネルギー源として利用され、疲労回復につながるのです。

粘液のもうひとつの防御物質が、「**分泌型IgA**」という成分です。

これは、免疫の中で大きな役割を担う「免疫グロブリン」と呼ばれる抗体の一種です。

分泌型IgAは、細菌やウイルスなどの病原体を撃退する働きや、微生物由来の毒素を中和し、有害物質から体を守る働きがあります。

また、消化管には寄生虫のような大きな異物が侵入してくることがありますが、このときにも分泌型IgAは活躍します。寄生虫が侵入すると、大量の粘液が分泌され、分泌型IgAとムチンの共同作業によって、寄生虫を粘液で包み込んで殺し、体外に排出するのです。

粘液には、さらに、「**リゾチーム**」という防御物質も含まれます。これは細菌の細胞壁の成分であるペプチドグリカンを分解する酵素です。これによって**体は細菌感染から守られます。**

そのほか、「**ラクトフェリン**」も、唾液や涙などの粘液や母乳などに含まれる防御物質です。これは、細菌から鉄成分を奪うことで、その増殖を抑える働きがあります。**ラクトフェリンは、免疫機能を調節する働きもあるとされ、最近、特に注目を集めています。**

このように粘液は、体を病原体から守る防御物質の宝庫です。粘液が、体の内側で外界と直面している粘膜からしっかりと分泌されることで、病原体による感染から体は守られているのです。

・ポイント・

粘液に含まれる多くの防御物質によって体は守られている

粘液に含まれる防御物質

ムチン	病原体が粘膜に付着するのを防ぎ、 体外に排出する。粘膜を保護する。
分泌型IgA	病原体を撃退する。 毒素を中和し、有害物質から体を守る。 ムチンと協力して寄生虫を撃退する。
リゾチーム	細菌の細胞壁を分解し、感染から体を守る。
ラクトフェリン	細菌に必要な鉄を奪い増殖を抑える。

ナメクジ、カタツムリ、ウナギは防御物質のかたまり！

粘膜によって体を守っているのは、人間だけではありません。生き物の中にも、ヌルヌル、ネバネバしたものがいますよね？　そう、ナメクジやカタツムリ、ウナギ、ドジョウなどです。

ナメクジやカタツムリなどの軟体動物は、人間のように体の内側に粘膜があるのではなく、体全体が粘膜そのもので、全身が粘液で覆われています。

これらの生き物の粘液にも、**人間の粘液と同じくムチンが含まれています。**

ただ、分泌型ＩｇＡやリゾチームは含まれず、その代わりに別の種類の殺菌成分や、レクチンなどといった病原体を凝集させ、動けなくさせてしまう物質などが含まれています。

つまりこれらの生き物は、**体全体を粘液で包むことで、病原体の感染から体を守っているのです。**

ナメクジの退治法として塩をかける方法がありますが、塩をかけると、ナメクジがしぼんで最終的に死んでしまいます。これは、浸透圧によって、体液や粘液が塩に搾り取られてしまうからです。

この塩に搾り取られた粘液成分を調べると、殺菌作用のある成分が含まれていることがわかっています。

ナメクジやカタツムリが歩いた後は、粘膜の跡がついて、テカテカと光りますが、この部分にはカビが生えないと昔からよく言われています。これは、カビを殺す成分が含まれているためです。

つまり、**ナメクジやカタツムリは、抗生物質を分泌し、撒き散らしながら歩いている、とてもクリーンな生き物なのです。**

また、ウナギやドジョウは、つかもうとすればするほど、ヌルヌルしてつかめないものですが、これは物理的刺激によって大量の粘液が分泌されるからです。病原体などの外敵が侵入しようとした時も、同じように大量の粘液を分泌します。ウナギやドジョウの粘液にも、種々の殺菌成分やレクチンなどの防御成分が含まれているので、これによって体を守っているのです。

人間だけでなく、粘液はすべての生き物にとって生きるうえで、とても重要なものなのです。

・ポイント・

ナメクジやカタツムリ、ウナギも粘液によって体を守っている

粘膜はこうやって体を守っている！

ここまでお話ししてきたように、粘液の最も重要な働きは、病原体から体を守るということです。どのように体を守るのか、そのしくみを詳しくお話ししましょう。

私たちは、毎日の生活の中で、細菌やウイルス、寄生虫などのほか、大気中の有害物質や、食物に含まれる有害物質など、さまざまな外界の異物にさらされています。**これらの異物が最初に入り込んでくる部分が粘膜です。**

粘膜は常に、粘液で潤った状態になっていますが、粘液には、異物の付着を防ぐムチンや、病原体を撃退する分泌型ＩｇＡ、細菌から体を守るリゾチームなどの防御物質が含まれています。

異物が、口から入り込んだ時は、口の中の粘液＝唾液がこれらをやっつけます。また、**異物が鼻に入り込んだ時は、粘液を含んだ鼻水が、のどに入り込んだ時は痰《たん》が分泌され、体外に排出しようと働きます。**

もし鼻や口やのどで異物の侵入が食い止められなかったとしても、気道や食道などの粘液が同じように病原体を撃退しようと働きます。

さらに、**胃や腸まで入ったとしても、胃や腸の粘液が同様に病原体を排除しようと働きます。**つまり体中の粘膜が二重、三重のバリアとなって、病原体などの異物の体への侵入を防いでいるのです。

粘膜が、〝ボディディフェンス〟の最前線と呼ばれるのは、このためです。

逆に、粘液の分泌が低下して粘膜がカサカサに乾いていると、病気に感染しやすくなります。

例えば、インフルエンザに感染した人が咳をして飛んだ飛沫が口に入ったとき、唾液が十分に出ていれば、分泌型IgAが撃退してくれるので感染しにくくなります。でも唾液が少ないと、分泌型IgAも減るので、ウイルスを撃退できず、感染してしまいます。また、消化管でも粘液が正しく分泌されていないと、食物と一緒に入り込んだ病原体が消化管の粘膜の上皮細胞に直接触れてしまい、感染しやすくなります。

病気にかかりやすいか、かかりにくいかは、粘液の分泌力の高さに大きく影響されるのです。

・ポイント・

体中の粘膜が協力し合って、病原体の侵入を防いでいる

粘液は消化吸収を助けてくれる

粘液のもうひとつの役割が食べ物の消化です。

粘液の主成分であるムチンには、たんぱく質分解酵素が含まれ、たんぱく質の消化を助けます。

また、口の中で分泌される唾液には、**ご飯など炭水化物を麦芽糖に分解するαアミラーゼという消化酵素が含まれます。**

胃粘膜から分泌される胃液には、**たんぱく質を分解するペプシンという消化酵素が含まれます。**

この酵素は、本来は強酸性の胃酸に弱いのですが、ムチンを含む胃液によって守られているので正しく働くのです。

さらに十二指腸では、**胆管から送られた胆汁や、膵臓から送られた膵液に含まれるたんぱく質分解酵素のトリプシンや、脂肪分解酵素のリパーゼなどの働きによってさらに消化が進みます。**

これらの酵素が正しく働くのも、粘液が酵素の活性を守っているからです。

続いて食べ物が小腸に送られると、小腸の粘膜から分泌される**麦芽糖をブドウ糖に分解するマルターゼや、低分子のたんぱく質であるポリペプチドをアミノ酸に分解するペプチダーゼなどの消化酵素**によって、最終段階の消化が行われて体に吸収されます。

もちろん、この酵素が正常に働くのも、粘液によって活性が守られているためです。

つまり粘液が正しく分泌されないと消化がうまく進まず、栄養が体に吸収されにくくなります。

最近、消化不良を起こしやすいな……と感じている人は、唾液をはじめとする体の粘液が少なくなっているサインです。

生きるために欠かせない消化吸収にも、粘膜がとても重要な役割をはたしているのです。

・ポイント・

粘液は、消化酵素の活性を守り、消化を助ける

粘液不足から起こる誤嚥《ごえん》性《せい》肺炎は社会問題！

粘液のひとつの唾液には、嚥下《えんげ》（食べ物や飲み物を飲み込む動作）をスムーズにする働きもあります。

唾液に含まれるムチンが、食べ物をまとまりやすくして、気管に流れず食道の入り口に入りやすくするのです。

ただ、唾液をはじめとする粘液は、加齢とともにどうしても分泌量が減っていきます。

そのため高齢になると、**嚥下が正しくできなくなる「嚥下障害」や、食べ物**

や飲み物が誤って気管や気管支内に入る「誤嚥」が起きやすくなります。

私の研究の中で、高齢者の方々に、脱脂綿を4分間、奥歯で噛んでいただき、どれくらい唾液が分泌されるのかを調べたところ、なんと**ほとんどの人が0・2㎖以下という驚きの結果になりました。**

20～50代の成人は、平均1・2～1・5㎖ほど分泌されるのに比べて、これはかなり少ない数値。これではロの中はカサカサです。

これほど口の中が乾いて唾液が減ってしまっては、食べ物を飲み込むことが難しくなるのも当然です。そうして誤嚥を起こしやすくなると、**誤嚥性肺炎**になる可能性が高くなりますので要注意です。

誤嚥性肺炎は、食べ物や飲み物などと一緒に口腔内の細菌などが肺に入り込むことで生じる肺炎です。

現在、日本人の死因の第3位が肺炎ですが、肺炎で死亡する人の大半が75歳以上の高齢者で、その多くが誤嚥性肺炎と言われているのです。このことは高齢化社会の現代において、特に**高齢者施設や介護施設においては社会問題になっています。**

もちろん、お年寄りに限らず、物が飲み込みにくいと感じる人は、唾液の分泌が減っている証拠なので、誤嚥に気をつける必要があります。誤嚥性肺炎を防ぐためにも欠かせないのが唾液なのです。

・ポイント・

唾液が減ると誤嚥性肺炎になりやすく、死の危険も！

粘膜を傷などから守ってくれるのも粘液

粘液には、乾燥を防ぎ、粘膜を保護する働きもあります。

粘膜は、粘液でしっとりと潤っているのが正常な状態ですが、分泌が減って乾燥するとさまざまなトラブルが起きます。

わかりやすい例は「目」です。

現代人には、ドライアイの人がとても多いようですが、これは正に目の粘液、つまり涙の分泌不足で起こります。

そもそも目の表面は、常に涙で潤っています。涙は、外側から「油層」と「液層」の二層構造になっています。

まぶたの縁にあるマイボーム腺から分泌される油分の層が「油層」で、上まぶたの内側の涙腺から分泌される、たんぱく質などさまざまな成分を含む液体の層が「液層」です。

液層には、目の表面の粘膜細胞から分泌される粘液も含まれ、これにはムチンが含まれます。**これが目の表面でムチン層を作ることで目は保護され、涙の安定性が保たれています。**でもその分泌が減るとドライアイになり、コンタクトレンズなどの、ちょっとした刺激でも目の表面が傷つきやすくなってしまうのです。

ドライアイのほかに、最近、ドライマウスという唾液の分泌量が減る病気も増えていますが、ドライマウスになることでも、同様のことが起こります。

唾液に含まれるムチンは、固いものを食べた時なども、口の粘膜が傷つかないようコーティングして保護します。

でも唾液の分泌量が減ると、この作用が働きにくくなり、口の中が傷つきやすくなってしまうのです。

このように粘液は、粘膜の乾燥を防ぎ、傷から守っているのです。

・ポイント・

粘液は、粘膜をコーティングして傷を防ぐのにも不可欠

妊娠したいなら粘膜力は必須！

粘膜は、**生殖機能を助けるという人類にとって重要な役割もあります。**

女性の子宮や膣も粘膜で覆われていますが、**ここで分泌される粘液が妊娠の成立をサポートするのです。**

女性は、排卵日の3～4日前から子宮の入り口の頸管と呼ばれる部分に粘り気のある粘液がたまっていきます。

そして膣内に精子が射精されたとき、精子はこの粘液の中を泳いで遡上し、子宮内に侵入します。

この粘液内は精子にとって居心地がよく、中で5～6日間生きていることもあります。この中を泳ぐ間に精子の運動が活発になって、子宮から卵管に進み、卵管から下ってきた卵子と巡り会うと受精が成立します。

ですから、膣前庭《ちつぜんてい》という器官から粘液が正しく分泌されていないと、受精しにくくなります。

また子宮でも粘膜は重要な働きをします。子宮は子宮内膜という粘膜で覆われています。

子宮内膜は、卵巣内で卵胞が発育する卵胞期に、卵胞ホルモン（エストロゲン）の働きで、少しずつ厚くなっていきます。

さらに排卵後、黄体期に入ると、卵胞が黄体という組織になって黄体ホルモン（プロゲステロン）が分泌され、その作用で子宮内膜はさらに厚みを増します。

この子宮内膜が厚くフカフカになることで、受精卵が着床しやすくなり、妊娠が成立します。

粘膜や粘液は、生殖機能においてもなくてはならないものなのです。

近年、不妊症に悩む人が増えていますが、粘液の分泌が減っていることも原因になっていると考えられます。

不妊で悩んでいらっしゃる人も、この本で紹介する粘膜力アップ術を実践することをおすすめします。

●ポイント●

子宮や膣の粘液が受精と妊娠をスムーズにする

皮膚と粘膜は兄弟のようなもの

粘膜と皮膚はそれぞれが体の内側と外側という違った部分にありますが、その働きはとても似ています。

粘膜の構造をおさらいすると、一番表面に「粘膜上皮」という粘膜表面を守る層があり、その下に「粘膜固有層」という結合組織の層があります。

粘膜上皮の細胞は、ターンオーバーが早く、およそ3日で新しいものに生まれ変わります。

そして、一般的に粘膜固有層にある粘液分泌腺から粘液が分泌されます。この粘液には、異物の侵入を防ぐムチンや、病原体を撃退する分泌型IgAやリゾチームなどが含まれ、体を病気から守っています。

実は、**体の表面にある皮膚も、これに非常によく似た構造と働きを持っています。**

皮膚の一番外側には、「表皮」という0・2㎜ほどの薄い部分があり、その下が「真皮」で、さらにその下が「皮下組織」です。

表皮は、その95%が角化細胞（ケラチノサイト）で構成され、これが物理的なバリアになって異物が体に侵入するのを防いでいます。

表皮はさらに外側から、「角質層」「顆粒層《かりゅうそう》」「有棘層《ゆうきょくそう》」「基底層」という4つの層に分かれています。

一番下の基底層で新しい細胞が生まれて、1か月から1か月半ほどの周期で角質層まで押し上げられ、垢として自然に剥がれ落ちます。これが皮膚のターンオーバーです。

皮膚の奥の真皮では、網目状に張り巡らされたコラーゲンと、それをつなぎ合わせるエラスチンが、皮膚の弾力を保つクッションの役割をしています。

また、真皮には、皮脂を分泌する皮脂腺と、汗を分泌する汗腺も存在します。ここから皮脂と汗がバランスよく分泌されることで皮膚はしっとりと潤い、pH4・5〜6・0の弱酸性になります。

これが健康な皮膚にはとても大切で、弱酸性になることで酸に弱い細菌やカビなどの増殖が抑えられるのです。

汗の中には、病原体を撃退する分泌型IgAも含まれています。

つまり皮膚の皮脂や汗は、粘膜でいう粘液に相当するということです。

そのため**皮膚が乾燥していると、バリア機能が衰えてハウスダストやダニ**

などの異物が侵入しやすくなり、アトピー性皮膚炎などのトラブルを起こしやすくなります。

体の内側では粘液が、皮膚では皮脂や汗が正しく分泌されることが健康の必須条件なのです。

美肌の条件に、「ツヤ、ハリ、しなやかさ」の3つがありますが、粘膜もこの条件を満たしているのが良い状態です。

皮膚も粘膜も、常にしっとりツヤツヤを目指しましょう。

●ポイント●

粘膜も皮膚も、病原体から体を守る防御壁

COLUMN

口の粘液の働き

口の粘膜は、病原体を撃退する第一のバリア

口は消化管のスタート地点で、外界の病原体が最初に侵入する第一のバリアです。そのため口腔内は粘膜で覆われ、そこから分泌される粘液＝唾液には重要な働きがあります。

まず唾液は、食べ物が入ってくると、その味を口の中に広げたり、食べ物を濡らしてスムーズに飲み込めるようにします。同時に、唾液に含まれるムチンや分泌型IgA、リゾチーム、ラクトフェリンなどの防御物質が、食べ物と共に入ってきた病原体を口から先に侵入しないよう撃退します。さらに唾液には、炭水化物を分解する酵素も含まれ、消化も進めます。

このように唾液には多くの働きがあり、分泌が減ると、病原体に感染しやすくなったり、口の中にもともとすみ着いている虫歯菌や歯周病菌が繁殖しやすくなったり、消化不良も起こしやすくなります。最近、唾液の分泌が多い人ほど、免疫を担うリンパ球の機能が高いことや、唾液がしっかり分泌されるとストレスホルモンと言われるコルチゾールが減ることもわかってきています。

食事をおいしく食べるためにも、病気を防ぐためにも、唾液がしっかり分泌されることは欠かせないのです。

第2章

カサカサ粘膜は病気を呼ぶ！

年をとったら、粘膜カサカサになるのは当たり前

前の章では、高齢者施設などで誤嚥性肺炎が多く発生し、社会問題になっていることを紹介しましたが、これは何も対策をしていなければ、ある意味当然のことでもあります。

人は年をとるほど唾液の分泌が減ります。唾液に限らず、体中のすべての粘液の分泌が加齢とともに減っていくのです。

皮膚と粘膜は兄弟のような関係だとお伝えしましたが、肌だって、ある程度の年齢を重ねると潤いが失われ、カサつきやすくなりますよね？

こういった変化は、年をとれば誰にでも起こることなので避けられません。だからこそ、女性たちはせっせと化粧水や美容液で肌の保湿をしています。私からしてみれば、**肌の保湿にそこまで気を使うなら、粘膜の保湿にも気を使ってほしい！**　と声を大にして言いたいところです。

粘膜の保湿は、健康に直結します。年齢を重ねてもきちんと粘膜ケアをして、少なくなった粘液の分泌力をカバーしていれば、たとえ１００歳になっても病気を遠ざけることができるのです。

ところが、現代人はあまりにも粘膜ケアに無頓着すぎます。高齢者に限らず、カサカサ粘膜の恐怖はすぐそこに迫ってきているのです。

・ポイント・

粘膜ケアをしているかしていないかで、健康寿命に差がつく！

現代人は若いうちから粘膜力が弱っている！

カサカサ粘膜に気をつけなければいけないのは、高齢者だけではありません。現代人は、若いうちから粘膜が乾いている人がほとんどです。

実際、私の研究の中で唾液の分泌量を調べると、若いのに分泌量が非常に少ない人がいて、驚くことが少なくありません。

脱脂綿を4分間奥歯で噛んでもらう実験で、**本来なら平均1・2〜1・5㎖の唾液が出るところを、0・2〜0・3㎖しか出ない人がいるのです。**

これでは、実年齢は若くても粘膜年齢は高齢者です。こんな人に**「寝不足**

が続いているんじゃないですか?」などと生活態度を聞いてみると、案の定、不規則な生活が続いていることがほとんどです。

現代人は、毎日朝から夜遅くまで働くことが多く、仕事に追われて、心身が常に緊張モード。さらには職場での人間関係、家庭の問題など、ストレスがかかる要因であふれています。

次のページで詳しく説明しますが、ストレスは粘膜にとって大敵です。粘液の分泌量は、普段の生活態度やストレスの度合いに直結しています。

ストレスがあると、とたんに消化不良を起こしたり、便秘になったりするのはこのためです。

・ポイント・

多忙な仕事、不規則な生活、ストレスで現代人の粘膜はカサカサ

粘膜は自律神経によって支配されている

ストレスや生活態度がなぜそこまで粘膜の状態に影響するのでしょうか？

それはズバリ、**粘膜力が自律神経と深く関わっているから**です。

自律神経という言葉は、最近、よく知られるようになったので、ご存じの人も多いことと思いますが、簡単に解説しましょう。

自律神経は、呼吸や心臓の動きや、血液循環、消化吸収活動など、生命の維持に必要なすべての活動をコントロールする神経です。

自律神経には、交感神経と副交感神経というふたつの神経があります。このふたつは、どちらかが優位になると、どちらかの働きが抑えられるといったシーソーのような関係になっています。

交感神経は、運動など活動モードの時に活発に働く神経です。交感神経には、呼吸を速くしたり、血管を収縮させたり、血圧や血糖値を上昇させたり、筋肉を緊張させたり、精神を興奮させたりといった作用があり、おもに日中に優位になります。

一方、**副交感神経は、安静時やリラックスした時に働く神経です。**呼吸を穏やかにしたり、血管を拡張させたり、血圧や血糖値を下げたり、筋肉を弛緩させたり、精神をリラックスさせたりといった働きがあり、おもに夜に優位になります。

粘膜も、この自律神経に支配されていて、交感神経が優位になると、粘液の分泌が減り、副交感神経が優位になると、粘液の分泌が増えます。

交感神経と副交感神経の働き

	交感神経	副交感神経
瞳孔	拡大する	縮小する
心拍数	増える	抑制する
血圧	高くなる	低くなる
血糖値	上がる	下がる
血管	収縮する	拡張する
気管	広がる	狭まる
胃腸	活動が抑えられる	活動が進む
呼吸	速くする	穏やかにする
ぼうこう	拡張する	縮小する
精神状態	活発にする	リラックスさせる
内分泌	ホルモン分泌を乱す	ホルモン分泌を安定させる
粘液	減少する	増加する

つまり、粘液の分泌を高めるには、副交感神経を優位にすることが重要なカギなのです。

ところが、**人は35歳くらいを過ぎると、加齢とともに交感神経が優位になりやすくなっていきます。さらには若くても働きすぎだったり、ストレスがたまっていたり、睡眠不足だったりと、交感神経が優位になりがちな生活を送っている人が大多数です。**

放っておけば、自然と粘液の分泌量は減っていってしまうでしょう。まずは自分の状況を自覚して、いかに粘膜力が下がっているかということを認識することが大事です。

・ポイント・

交感神経優位でカサカサ、副交感神経優位でしっとり

メンタルも粘膜に大きく影響を与える

カサカサ粘膜になる要因には、精神状態も影響しています。特に悪い影響を与えるのが、**「不安」「悲しみ」「恐れ」**の3つです。

私はこれを**3大精神悪**と呼んでいます。

私たちは生まれてから死ぬまでの間に、就学、進学、卒業、就職、昇進、転職、結婚、出産、子育て、転居、退職、失業、離婚、家族の死、事件、事故、災害などといったさまざまなライフイベントを迎えます。

この中では当然、不安や悲しみや恐れなどの感情はつきものなので、避けては通れません。心の状態は自律神経と直結しているので、こういった負の感情を抱き続けると、交感神経が過剰に優位になります。

逆に、楽しい、うれしい、気持ちいいといった感情や、幸福感や安心感などといったプラスの感情は、副交感神経を優位にします。

粘液の分泌は心の状態に大きく左右され、精神状態の違いで、今日と明日でも分泌量が変わります。注意してチェックすると、楽しい気分で、心身がリラックスしている日は、唾液がよく出て、逆に、イライラしている時は分泌が少ないことに気づくと思います。また、不安や悲しみなどを抱えていると胃の調子が悪くなるのも、胃の粘液が減ってしまうからです。

・ポイント・

「不安」、「悲しみ」、「恐れ」は粘液を減少させる3大精神悪

肌がカサカサの人は粘膜もカサカサ！

粘膜と皮膚はつながっているので、当然このふたつの状態は密接に関わりあっています。

皮膚が乾燥してカサカサなのは、皮脂や汗の分泌量が少ないということですが、こんな人は粘液の分泌も少なく、粘膜もカサカサになっている場合がほとんどです。

肌が乾燥すると、皮膚のバリア機能が低下して、外的刺激に敏感に反応し、敏感肌に傾きやすくなります。

同時に、ドライアイやドライマウス、消化不良、胃炎、便秘などといった、粘膜のトラブルも起こりやすくなります。

逆に、肌がしっとりと潤っていて、ツヤとハリ、しなやかさもある人は、消化管の粘膜もピンク色で潤いがあり、余計な便もたまっていなくてキレイな状態であると考えられます。

肌の乾燥はシワやかゆみの原因にもなり、美容面でも大問題ですが、健康面での問題のほうがより深刻です。

肌がカサついていると感じたら、粘膜もカサカサになっているサインだと思いましょう。

・ポイント・

肌が乾燥していたら粘膜も乾燥していると思うべし

花粉症、アトピー性皮膚炎などのアレルギーも粘膜力の低下が大きな原因

現代人には、花粉症や、アトピー性皮膚炎、食物アレルギーなどといったアレルギー症状に悩む人が急増していますが、これはカサカサ粘膜の人が増えていることと関係しています。

まず花粉症ですが、そもそも、鼻の粘膜から分泌される鼻水に含まれる粘液が多ければ、鼻の中に花粉が侵入してきても、トラップして外に出すことができます。

でも、**カサカサ粘膜で、鼻水中の粘液の量が少ないと、外に出す作用が追いつかず、鼻粘膜から花粉成分が体内に入ってきます。**

その結果、体内でこれに対するＩｇＥというアレルギー抗体が作られ、再び花粉が入ってきたときに、くしゃみや鼻水や鼻づまりなどのアレルギー症状を引き起こすヒスタミンが放出されて、花粉症の症状が出てしまうのです。

また、アトピー性皮膚炎は子どもにも大人にも増えている病気です。

これは、粘膜ではなく皮膚で起こるものですが、粘膜のカサカサも間接的な原因になります。

アトピー性皮膚炎は、**皮膚で粘液と同じように異物を撃退する働きのある汗や皮脂の分泌が減り、バリア機能が弱まることが原因です。**

これによって、ハウスダストやカビ、細菌、ダニなどの異物が皮膚から侵入してしまい、アレルギー抗体ができて、アトピー性皮膚炎になるのです。
皮膚は粘膜とつながっているので、粘膜がカサカサだと、皮膚もカサカサになりやすく、結果的にアトピー性皮膚炎にもなりやすくなると言えます。

このしくみは、**食物アレルギーも同じで、消化管の粘膜上皮から粘液が減ると、消化酵素も減少し、食物性の異物がアレルゲンとして侵入しやすくなり、同じようなメカニズムで食物アレルギーになります。**

現代人に多いアレルギー症状は、カサカサ粘膜が一因なのです。

・ポイント・

カサカサ粘膜は、アレルギー症状を引き起こす

粘膜力が下がると体のあちこちでトラブルが起きる

これまでお話ししてきたように、粘液の分泌量が減り、粘膜力が衰えると、体のあちこちで、さまざまなトラブルが起きます。

次のページでご紹介するのが、体の各場所の粘膜力が低下することで起こりやすい、おもな体の不調です。

ストレスや不規則な生活などで交感神経が優位になると、粘液が減少しますが、これは一か所でなく体のあらゆる粘膜で起こるので、次ページでご紹介するような症状は、複合的に起こる場合も少なくありません。

▼口の粘液（唾液）の分泌の低下

ドライマウス、虫歯、歯周病、嚥下障害、誤嚥性肺炎、消化不良、風邪、インフルエンザなど

▼鼻〜のどの粘液の分泌の低下

風邪、インフルエンザ、花粉症、アレルギー性鼻炎、副鼻腔炎、肺炎など

▼目の粘液の分泌の低下

ドライアイ、結膜炎、ものもらい、疲れ目、かすみ目、目の充血、花粉症など

▼食道〜胃の粘液の分泌の低下

消化不良、胃炎、胃潰瘍、胃がん、感染性胃腸炎など

▼腸の粘液の分泌の低下

便秘、下痢、十二指腸潰瘍、潰瘍性大腸炎、がん、肌荒れなど

▼生殖器の粘液の分泌の低下

不妊、膣炎、性交痛、性交時出血、掻痒感など

・ポイント・

粘液不足は、体のあらゆる部分での不調を引き起こす

カサカサ粘膜を放っておくと深刻な病気にも！

粘膜力の低下は、放っておくと、命に関わる深刻な病気につながることもあるので、油断できません。

先にも述べたように、例えば唾液の分泌が少なくなると、嚥下がうまくできなくなり、誤嚥を起こして、誤嚥性肺炎を招きやすくなります。

また、**胃の粘液の分泌が減ってしまうと、胃の中の細菌やウイルスを撃退できなくなり、それらが繁殖してしまいます。**中でもピロリ菌が繁殖すると、胃がんの原因になるので危険です。

大腸の粘液の分泌が減ると、病原体が入り込み、そこで最終的に抗原抗体反応が起きます。この時なんらかの理由で、異常な自己成分に反応する抗体ができていると、これが自分の大腸粘膜を攻撃して炎症を起こし、潰瘍やびらん（ただれ）を形成します。**この免疫異常による病気が潰瘍性大腸炎です。**

この病気になると血便や下痢、腹痛などが起こり、ひどくなると貧血や発熱、体重減少などが起こることもあります。治療で改善しても再び悪化して繰り返したり、症状がだらだら続く場合もあり、難病の一種とされています。

粘液の分泌力が低下すると発がん物質の侵入も防げなくなるので、さまざまながんになる可能性も高まります。

・ポイント・

粘液の減少は、がんなど命に関わる病気のリスクを高める

COLUMN

鼻～のどの粘液の働き

ウイルスや花粉などの異物を徹底排除

呼吸器のうち、鼻からのどまでを上《じょう》気《き》道《どう》といいますが、ここもすべて粘膜に覆われています。上気道には空気と共に、ほこりやカビ、細菌、ウイルス、花粉など多くの異物が入り込みます。そのため鼻の粘液にものどの粘液にも、ムチン、分泌型IgA、リゾチーム、ラクトフェリンなどの防御物質が含まれています。

鼻に異物が侵入すると粘液が大量に分泌され、異物を包み込んで撃退し、鼻水として外に出します。また、のどの粘膜には、纖《せん》毛《もう》と呼ばれる細かな毛がびっしり生えています。異物が侵入すると粘液がこれを捕らえて抱え込み、纖毛の働きで大玉転がしのように外へと運び出され、痰として排出されます。このようにして異物が肺に入らないように、粘膜が何重ものバリアとなって働いているのです。

鼻やのどの粘膜が乾燥していると、風邪やインフルエンザなどのさまざまな病原体が粘膜にくっつき、感染してしまいます。また、花粉症にもなりやすくなります。加湿器やマスクを使うことが病気の感染予防につながるのは、粘膜の乾燥を防げるためです。鼻やのどの粘膜もしっとりと潤っていることが大切なのです。

第3章

粘膜力を高める
驚異のれんこんパワー

粘膜を強くするためには〝ムチン〟を〝足す〟

第1章で粘膜の役割について説明した際、粘液の大切な成分として何度も出てきた名前を覚えておいででしょうか。そう、〝ムチン〟です。**ムチンはウイルスなどに対する防御物質でもあり、消化を助ける役割も、粘膜を守る役割もある〝スゴイ〟成分なのです。**

粘膜力を高めるためには、このムチンを外から摂るという方法があります。ムチンは食品にも含まれているので、そういった食品を食べることで補給することができます。ただ食事で摂るだけなので何より簡単です。ムチンはヌルヌル、ネバネバした食品に多く含まれており、**毎日の食事に積極的に取り入れれば、粘膜が保護され、病気予防にもつながります。**

ムチンを多く含む食品は、里芋や山芋、長芋、自然薯、オクラ、モロヘイヤ、アシタバ、なめこ、納豆など。中でも私が最もおすすめしたいのが、「れんこん」です。

・ポイント・

ムチンを食材から摂るのが、何より簡単な粘膜力アップ法

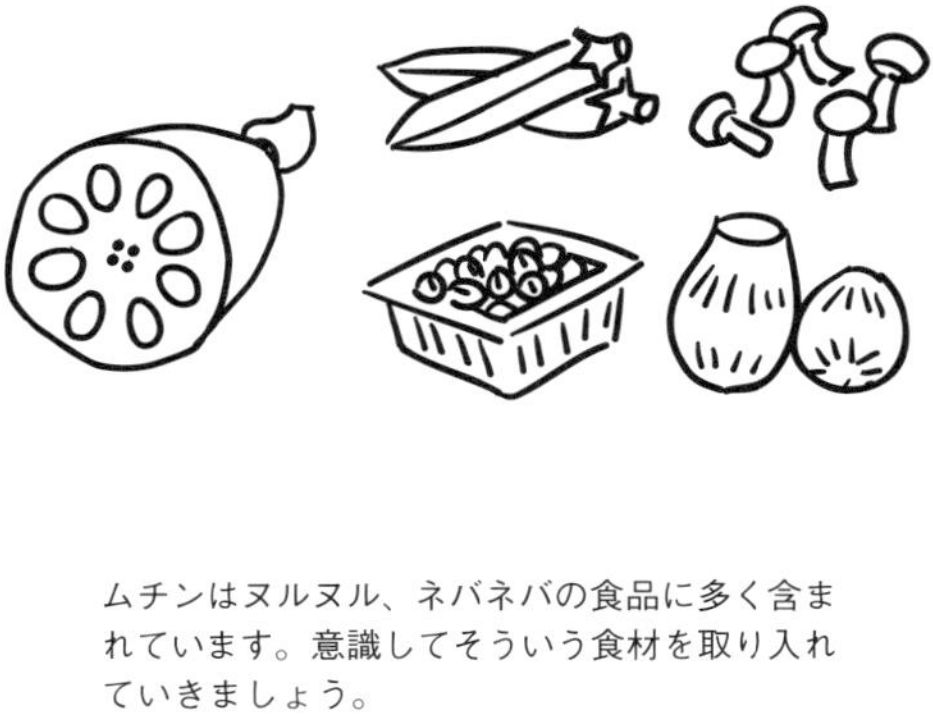

ムチンはヌルヌル、ネバネバの食品に多く含まれています。意識してそういう食材を取り入れていきましょう。

れんこんには、防御成分がたっぷり！

私が長年の免疫の研究で、**粘膜力と免疫力を高める最強の食材であると感じているのが、れんこんです。**

れんこんは、ご存じのように、蓮の地下茎の部分です。

産地としては、茨城県や徳島県、佐賀県、石川県などが有名です。

私がれんこんに着目したのは、**古くかられんこんのエキスが、アレルギー改善の漢方薬に使われていた**ことがきっかけです。

そこで、れんこんを研究したところ、免疫力を高めるさまざまな有効成分が含まれていることがわかったのです。

まず、その成分のひとつが前述した**ムチン**です。

ムチンは、粘液に含まれ、粘膜に病原体が付着するのを防ぎ、体外に排出する成分ですが、前ページで紹介したような食品にも含まれています。

さらにれんこんには、ムチン以外にも病気から体を守る成分が含まれているので、イチ押しの食材なのです。

ムチンを含む食品を食べたからといって、粘液の分泌自体が高まるわけではありませんが、**体の粘膜を覆うムチンを外から補充することで、病原体を防ぐ働きや、粘膜を保護する働きを補えるのがメリット**です。

女性は化粧水や美容液を塗って肌の乾燥を防ぎますが、ムチンを食品から補うのも、これと同じようなものです。美容液は外側から肌を保湿するために塗るもの、ムチンは〝内なる外〟である粘膜を保湿するために口から摂るものです。

ムチンは熱に弱く、70℃以上で20〜30分以上加熱すると活性が失われます。

ですから、ムチンを目的にれんこんやその他の食材を摂る時は、加熱し過ぎず、なるべく生で摂るのがおすすめです。

また、ムチンは水溶性で、水に溶け出してしまうので、調理によって食材から水分が出たら、汁ごと摂りましょう。

自力で粘液が分泌しにくくなっているカサカサ粘膜の人は特に、れんこんなどムチンを含む食材を摂ることを習慣にしてしっとり粘膜を保ちましょう。

●ポイント●

れんこんを摂れば病原体の侵入を防ぐ効果がアップ

れんこんには、有害物質を排出する食物繊維も豊富

れんこんには、不溶性の食物繊維も多く含まれています。不溶性食物繊維とは、水に溶けない食物繊維です。**不溶性食物繊維は、消化管の毒素をからめとって便として体外に排出する効果がある**ので、れんこんを摂るとムチンとの相乗効果で、有害物質の排出効果が高まるうえ、便秘も予防・改善できます。

実際、私の研究では、**15名の人に、れんこん粉末を1日に2g摂ってもらったところ、2か月後には、その7〜8割の人の便秘が大きく改善したという**

データがあります。

腸は免疫を担う器官なので、便秘が改善し、腸内環境が整うことは、免疫力アップにつながります。れんこんを摂ることは、腸粘膜のお掃除という意味でも有効です。

また、不溶性食物繊維には、過剰な糖分をからめとって小腸からの吸収を抑える働きもあるので、血糖値の急上昇が抑えられ、肥満や糖尿病予防にも役立ちます。

便秘や肥満が気になる人にも、れんこんはおすすめなのです。

・ポイント・

れんこんの食物繊維は、便秘や肥満を防ぐ

れんこんのフラボノイドがアレルギーを防ぐ

さらに**もうひとつの注目すべきれんこんの成分が、フラボノイド**です。フラボノイドは、植物に含まれる色素や苦味、辛味成分のことで、ポリフェノールの一種。ポリフェノールは、体を錆びつかせ、がんの原因にもなる活性酸素の作用を抑える抗酸化力が高いことで知られる成分です。この**れんこんのフラボノイドには、高い抗アレルギー効果があります。**私の研究では、多くの食材の中で、アレルギー反応を引き起こすIgE抗体の過剰生産を抑える効果が最も高かったのが、れんこんでした（図1参照）。

れんこんエキスを9週間連続摂取する実験では、摂取前より、摂取後のほうが、アレルギーを引き起こす血中IgEが抑制されることがわかりました（図2参照）。

この効果は、食べるだけでなく、塗ることでも得られます。花粉症の人に、れんこんのしぼり汁を綿棒につけて1日2回鼻腔に塗ってもらったところ、くしゃみや鼻水、鼻づまりなどの症状が抑えられたのです。

これは、れんこんのフラボノイドに、アレルギー症状を引き起こすヒスタミンを放出する肥満細胞を壊れにくくする効果があり、ヒスタミンが放出されないためです。

花粉が鼻腔に侵入してもムチンの働きで粘膜への付着が抑えられるうえ、付着したとしてもフラボノイドによってヒスタミンの放出が抑えられるというダブル効果で、アレルギー症状が予防できるのです。

・ポイント・

れんこん汁を鼻腔に塗るだけでもアレルギー抑制効果あり

図1

れんこんはほかの野菜より抗アレルギー作用が高い!

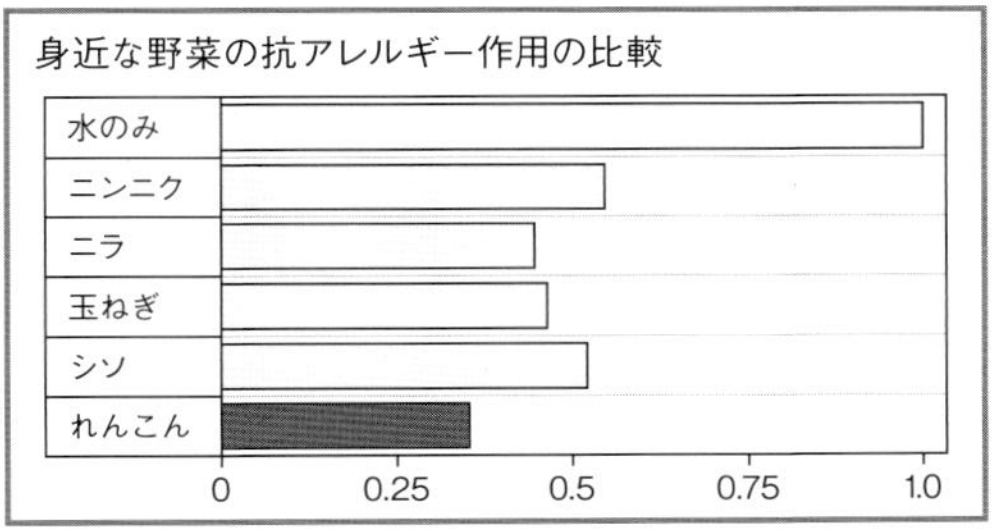

スギ花粉エキスを経鼻投与したマウスに、数種類の身近な野菜スープを毎日一定量与えて、アレルギーを引き起こすIgE抗体産生の変化を調査(水のみ与えた群のIgE量を1として比較)。その結果、IgE量はれんこんスープによって最も抑えられることが判明。

図2

れんこんはアレルギーを起こすIgE抗体を抑制

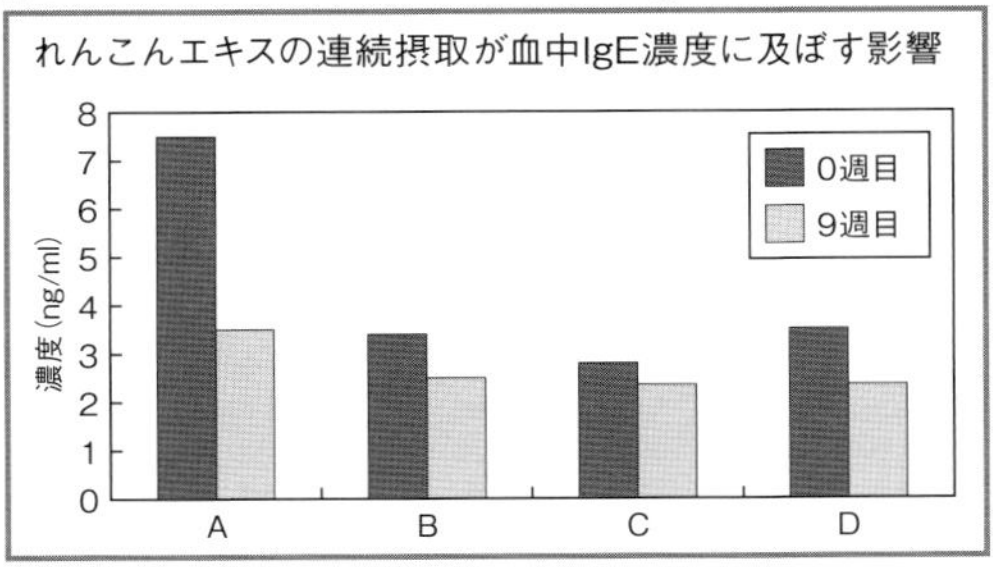

ヒトによる実験で、れんこんエキスの9週間の連続摂取では、末梢血中のIgEというアレルギー抗体の濃度を調べたところ、IgEが抑制されることがわかった。

れんこんのフラボノイドには抗酸化、抗炎症作用も

さらにれんこんのフラボノイドには、**抗酸化作用**もあります。

活性酸素は、ストレスや紫外線、喫煙、過度な飲酒、大気汚染、食品添加物、激しい運動など、さまざまな要因で体内に発生し、細胞を酸化させて、がんや動脈硬化、糖尿病、白内障、シミやシワなどさまざまな悪影響をもたらすものです。

活性酸素は粘膜や血管壁を傷つけるので、粘膜力を低下させるものでもあります。

れんこんのフラボノイドには、この活性酸素を消去する作用があり、そのダメージから体を守ってくれるのです。病気予防だけでなく、シミやシワ予防にもつながるので、美容の面からも摂りたい成分です。

さらに、フラボノイドには、**抗炎症作用もあるため、粘液の分泌不足で起こりやすい、胃潰瘍や十二指腸潰瘍を防ぐことができます。**

また、咳《せき》や痰《たん》も鎮められるので、昔から、子どもの咳を鎮めるために、れんこん湯を飲ませる習慣もあったようです。

そのほか、フラボノイドには、**止血作用や殺菌作用**もあります。

このようにれんこんのフラボノイドの体への効果は絶大なのです。

●ポイント●

フラボノイドは酸化ダメージから体を守り、病気を防ぐ

実験でも証明された れんこんの免疫力アップ作用

私は、これほど多くの効果をもつれんこんに注目し、その免疫賦活《ふかつ》作用（免疫機能を活性化させること）についても調べることにしました。

免疫機能を担うTリンパ球やNK細胞の増殖などに関わる「インターロイキン-2」と、アレルギー抗体IgEの産生に関係する「インターロイキン-4」というサイトカイン（免疫系の細胞間で情報伝達の役割をするたんぱく質の一種）に注目し、れんこんエキスを連続的に経口摂取してもらうことで、それらがどのように変わるかを調べる実験をしたのです。

すると8週目に、「インターロイキン-2」が顕著に増え、一方、アレルギーの原因になるIgE産生に作用する「インターロイキン-4」は減少しました。

この実験結果は、**れんこんには、アレルギーを抑えるだけでなく、免疫力を高める作用もあることを示しています。**

・ポイント・

れんこんは、粘膜力を助けて免疫力を高める効果絶大

れんこんエキスの連続的摂取で、免疫力がアップ！

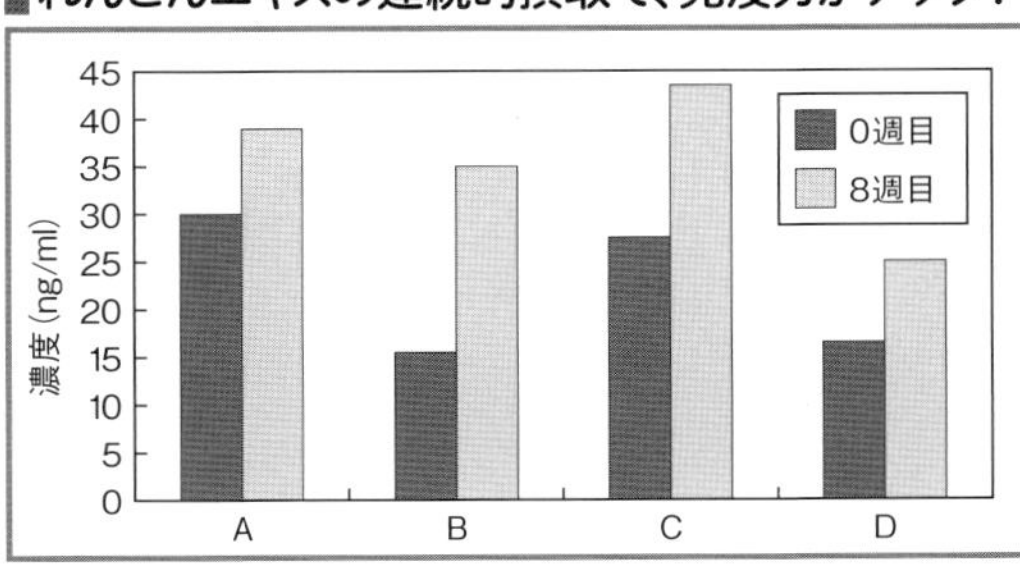

ヒトの実験で、れんこんエキスを8週間連続的に摂り、免疫を担うリンパ球の増殖に関わるインターロイキン－2がどのように変化するかを調査。４人の被験者において8週目にインターロイキン－2が増加することが判明。れんこんエキスに免疫賦活作用があることが認められました。

れんこんには、レモン並みのビタミンCも！

さらに、意外かもしれませんが、れんこんには100g中におよそ50㎎というレモンに匹敵するほど多くのビタミンCも含まれます。

ビタミンCも抗酸化力が高い成分で、ストレスによっても増えやすい活性酸素の害から体を守ってくれます。

また、**ビタミンCは、皮膚や粘膜を構成するコラーゲンの合成にとっても不可欠で、粘膜を強化する作用もあります。**

ビタミンCが不足すると、カサカサ粘膜になりやすくなってしまいます。

そのほか、ビタミンCには、**免疫力を増強する作用や、抗ストレス作用などもあります。**

ビタミンCは、柑橘類や、イチゴやキウイなどのフルーツのほか、ブロッコリーや、パプリカやピーマン、芋類などにも多く含まれています。れんこんなら、ほかの免疫増強成分も豊富なので、特におすすめです。

●ポイント●

れんこんの免疫増強成分は総合的に見て最強！

れんこんには、粘膜力をサポートする成分が多数！

成分	主な作用
ムチン	粘膜への病原体の付着を防ぐ。 粘膜保護作用。
フラボノイド （タンニンも含む）	抗アレルギー作用、抗酸化作用、抗菌作用、 抗酸化作用、抗炎症作用、止血作用
不溶性食物繊維	有害物質を便と共に排出させる。 血糖値の上昇を緩やかにする。
ビタミンC	抗酸化作用、粘膜を強化する。 抗ストレス、免疫力増強

れんこんの摂り方①

生で摂る

れんこんがいかに最強の食材であるかを理解していただいたところで、どのようにして毎日の食卓でれんこんを摂ればいいのか、お話ししていきたいと思います。

れんこんといえば、きんぴらやはさみ揚げなどがポピュラーな調理法ですが、**長い時間加熱するのはおすすめしません**。前にも説明した通り、れんこんに含まれるムチンは、70℃以上で20〜30分以上加熱すると活性が失われてしまいます。れんこんは**生のまま摂るのが最もおすすめです**。

また、れんこんのフラボノイドは、表面の皮から約3㎜程度の部分にあるので、**皮はむかずに表面をよく洗い、薄めの輪切りにしてそのまま食べましょう。**ほんのりとした甘味があっておいしく感じると思います。

直径7〜8㎝で厚さ2〜3㎝程度を毎日摂るのがおすすめです。

れんこんの旬は秋から冬ですが、夏場に収穫される新れんこんは、秋〜冬のれんこんより柔らかくてアクが少ないので、生で食べるのにさら

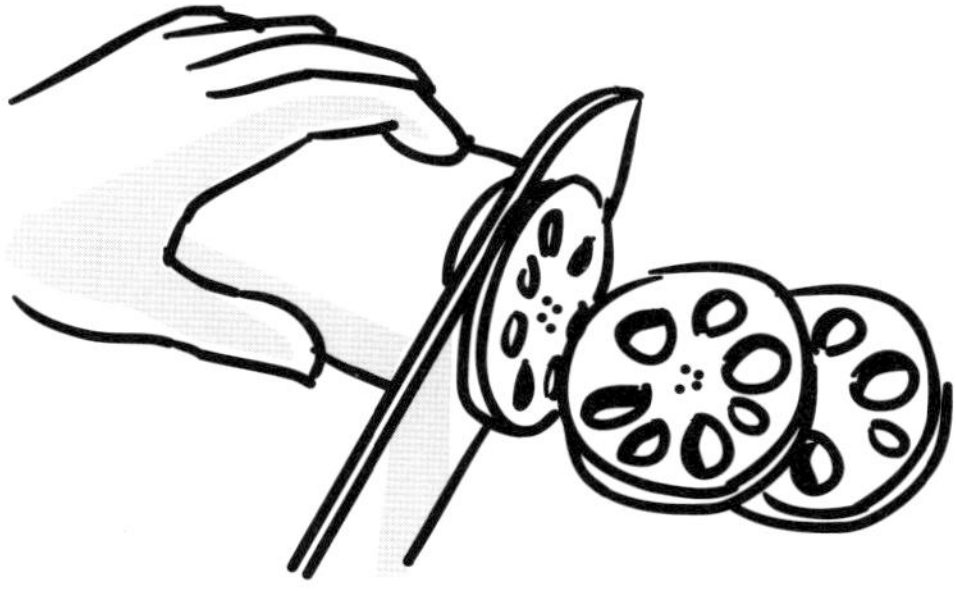

れんこんの皮はむかずによく洗い、そのまま薄い輪切りにします。生のままでもおいしく手軽に食べられます。

によいと思います。

輪切りにした生のれんこんはサラダに加えるといったアレンジも◎。

薄く輪切りにしたれんこんを酢水につけて（フラボノイドは水溶性なので、長くはつけないように注意！）水気を切り、好みの野菜やツナなどとミックスしてドレッシングをかけるだけでＯＫ。シャキシャキとした歯ごたえがあって、おいしくいただけます。

ちなみに私は、よく洗ったれんこんを皮のまま薄く輪切りにして、ブロッコリーやにんじんなどの野菜と一緒に食べています。白、緑、赤と彩りが鮮やかで、抗酸化成分も豊富なのでおすすめです。

・ポイント・

れんこんは、生で皮ごと輪切りにして摂るのがベスト！

れんこんの摂り方②

れんこん汁を飲む

れんこんの効果を知るには、できるだけ毎日、継続して摂ることが大切です。そのためには、必ず常備して食べるのを習慣化させること。生でサラダにするだけではなかなか続かないという人には、いろいろな摂り方を提案しています。

そこでもうひとつおすすめのれんこん成分の摂り方が、**しぼり汁を飲むこと**です。

方法はごく簡単で、れんこんを、よく洗って皮ごとすりおろします。それをガーゼなどに包んで汁をしぼるだけ。この方法で、ムチンやフラボノイド、ビタミンCなど、食物繊維以外のれんこんの成分を摂ることができます。

日本では昔から民間療法として、咳止めなどにれんこん汁を取り入れてきました。これは経験的に免疫力が高まることを知っていたからではないでしょうか。

量は、やはり1日分で直径7～8cm程度のれんこんを2～3cmほど。

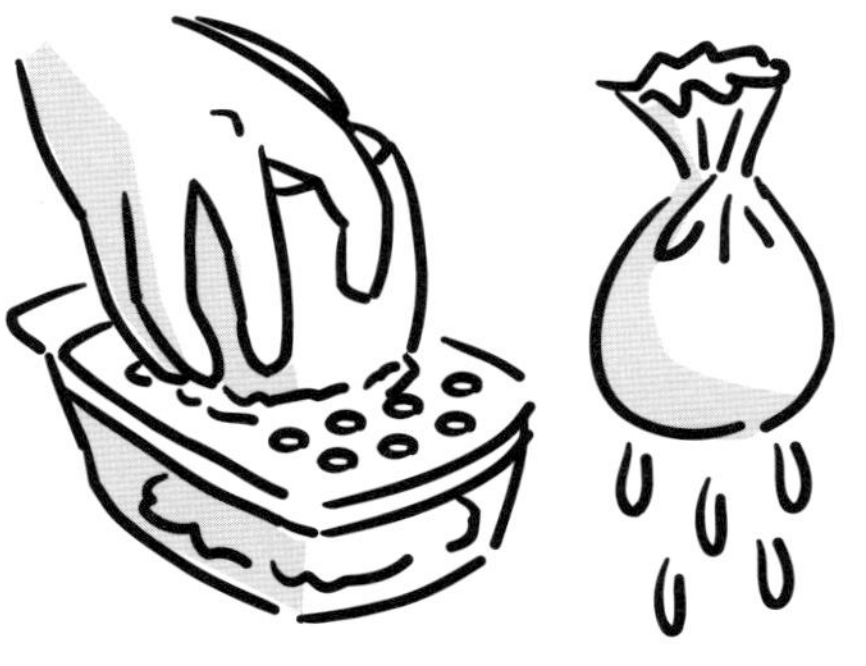

れんこん汁の作り方

れんこんをよく洗い、皮付きのまますりおろす。
ガーゼなどに包んで汁を絞る。

そのまま飲むのはきついという方は、はちみつなどで甘味をつけたり、しょうがを加えたりして味を調整し、お湯で割ってもよいでしょう。

残ったカスには食物繊維が含まれているので、味噌汁などに入れて残さず摂ることをおすすめします。

毎日摂れば、免疫力が高まるうえ、花粉症などのアレルギー症状の改善や、胃潰瘍や十二指腸潰瘍、便秘、風邪をひいた時の咳止めなどにも効果的です。

花粉症の方は特に、前のページでも紹介した通り、れんこん汁を鼻腔に塗るだけでもやってみてください。

・ポイント・

れんこん汁は、花粉症対策や咳止めにも効果的

れんこんの摂り方③
れんこんパウダーにして料理にアレンジ

れんこんをパウダーにするのも、手軽に成分を補給するよい方法です。作り方は、れんこんをよく洗って、皮付きのまま2〜3㎜程度の厚さの輪切りにします。次にこれを2〜3日天日干しにします。カラカラに乾燥したら、フードプロセッサーなどで細かく砕いて粉末状にすればできあがり。

れんこんパウダーの最も手軽な摂り方は、れんこん湯です。れんこんパウダー小さじ1杯分をコップに入れて、70℃以下のお湯を注いで混ぜるだけ。ほんのり甘味があっておいしくいただけます。毎日飲むと病気予防に。

れんこんパウダーの作り方

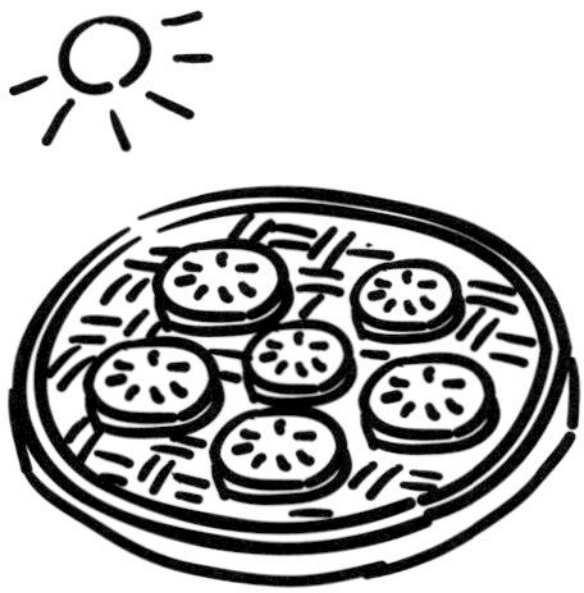

れんこんをよく洗い、皮付きのまま、
2～3㎜程度の厚さの輪切りにする。
2～3日天日干しにする。

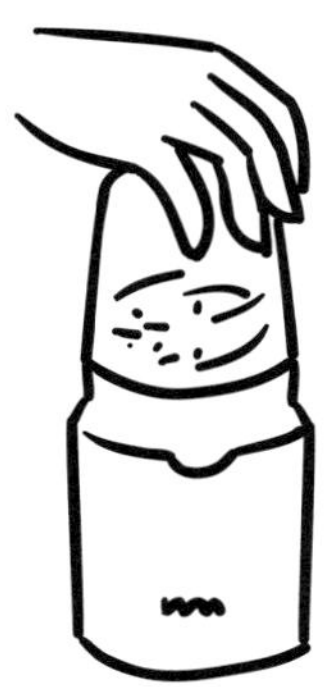

カラカラになるまで十分に乾燥したら
フードプロセッサーやミルミキサーな
どで細かく砕いて粉末状にすればでき
あがり。

れんこんパウダーアレンジ法

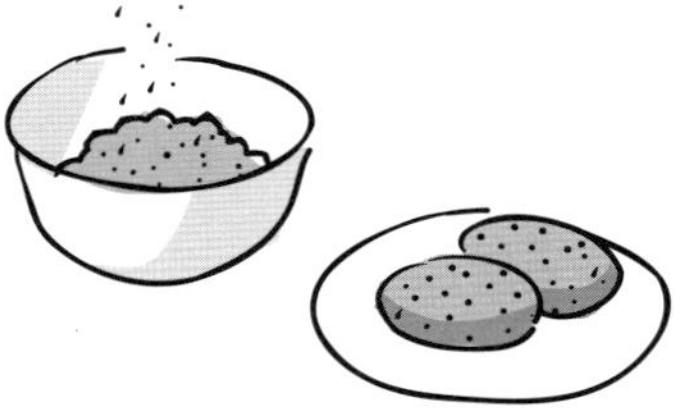

●ハンバーグのタネに混ぜる

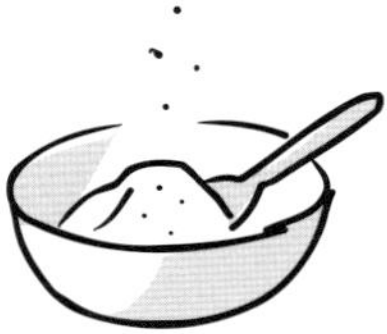

●ヨーグルトにトッピング

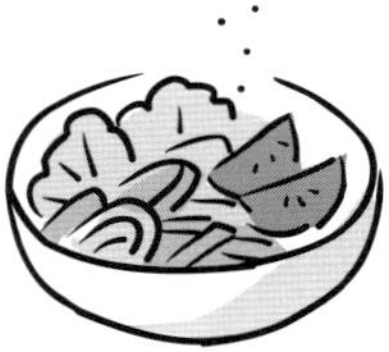

●サラダにトッピング

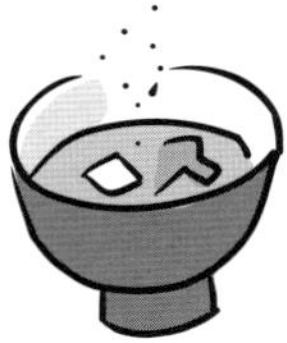

●味噌汁やスープにふりかける

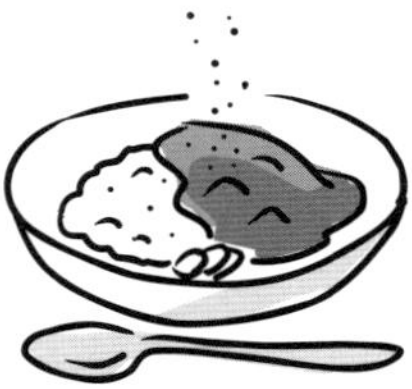

●カレーにトッピングする

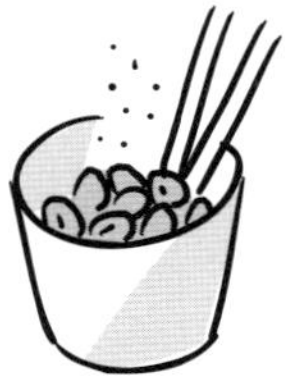

●納豆に混ぜる

このほか、炒め物の仕上げに混ぜたり、うどんなどの麺類にふりかけるのもいいでしょう。

れんこんパウダーは、右ページのように、ほかにもさまざまな摂り方ができます。右の方法以外にも、自分で自由にアレンジを楽しんでみてください。

料理に加える時は、加熱しすぎないようにするのがポイント。加熱する料理に加える場合には、最後にトッピングするのがおすすめです。

乾燥したれんこんパウダーは、**保存容器などに入れておけば保存がきくので、作り置きしておくと忙しい時でも料理にパパッとふりかけるだけで手軽に摂ることができ、継続にもつながります。**

小袋に入れるなどして携帯すれば、職場や外出先でも摂れて便利です。

・ポイント・

れんこんパウダーなら、さまざまな料理にアレンジOK！

れんこん＋乳酸菌は免疫力を高める最強の組み合わせ

れんこんの持つパワーには驚かされるばかりですが、さらに私は長年の研究から、一緒に摂ることによってより効果を高める組み合わせを発見しました。

れんこんと組み合わせることによって、より抗アレルギー効果が高まるのが乳酸菌です。このことはアレルギーをもつ人によるモニター調査も行い、特許も取得しています。

乳酸菌は、ヨーグルトや漬物などに含まれる善玉菌の代表です。

ご存じの方も多いと思いますが、乳酸菌には免疫力を高める多くの作用があります。

ひとつは、**腸内の悪玉菌を抑え、善玉菌を増やす効果です。**これによって腸内環境がよくなり、便秘の改善にもつながります。

また、**腸の免疫力を高めて、感染防御力を増大する作用もあります。**

そのほか、**肝臓の機能を高めて解毒作用を高めたり、ビタミンB群を産生したり**と、多くの健康効果が認められています。

私は、この乳酸菌を抗アレルギー作用の高いれんこんと組み合わせれば、相乗効果でさらに抗アレルギー性が強くなるのではないかと考えて、さまざまな実験を行いました。

乳酸菌としては、胃酸に負けず生きたまま消化管に到達する有胞子乳酸菌という種類の乳酸菌を選び、れんこんエキスとある割合で混ぜたものを作りました。これを花粉症の人に3か月摂取してもらい、アレルギー反応の引き金となるIgE抗体の変化と、花粉症の症状の改善度を調べました。

その結果、およそ**81%の人が花粉症の症状が改善し、IgE抗体も減少することがわかりました**（図1）。

また、れんこんエキスと乳酸菌を含む錠剤を100名の便秘症の人に

れんこんと乳酸菌で81%の人の花粉症が改善！

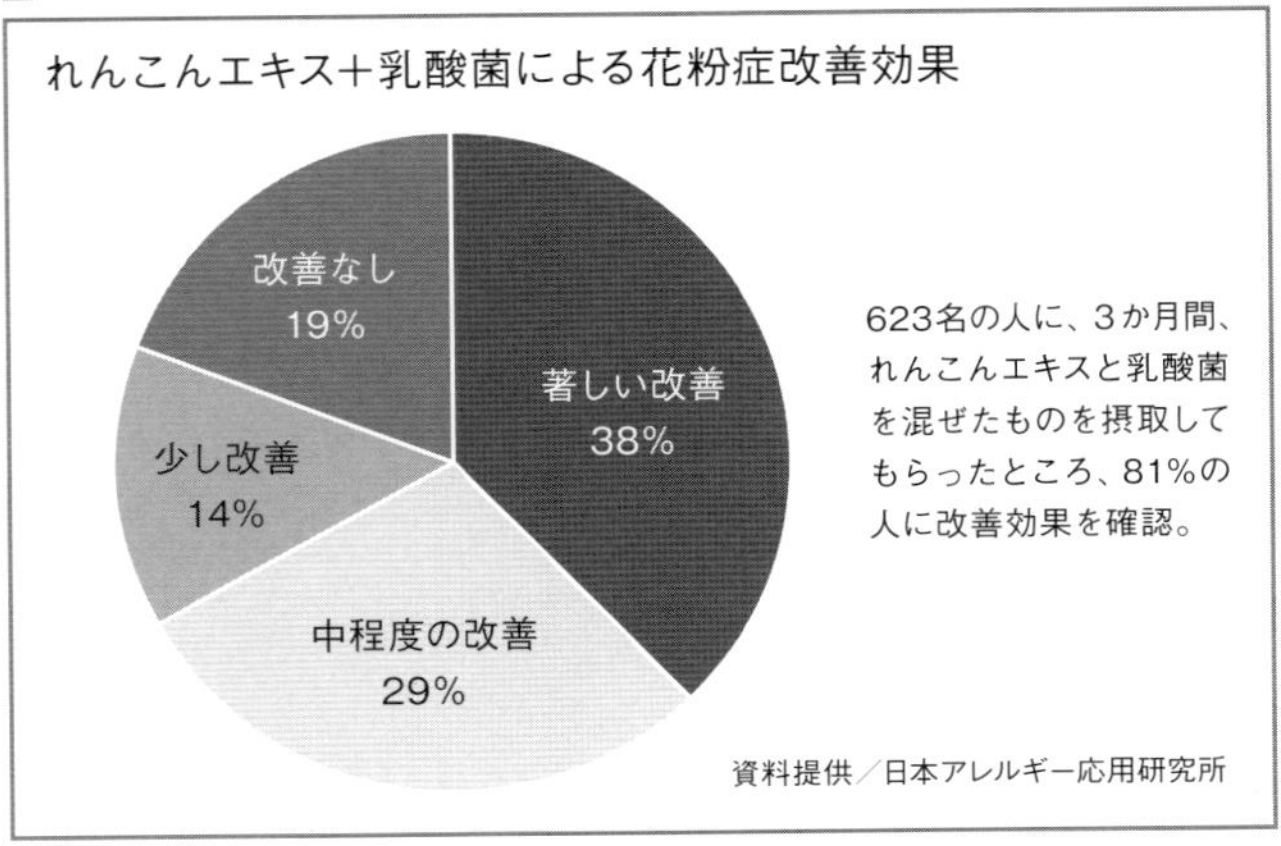

れんこんエキス＋乳酸菌による花粉症改善効果
改善なし 19%
著しい改善 38%
少し改善 14%
中程度の改善 29%
623名の人に、3か月間、れんこんエキスと乳酸菌を混ぜたものを摂取してもらったところ、81%の人に改善効果を確認。
資料提供／日本アレルギー応用研究所

図1

毎日摂取してもらったところ、**1週間でなんと約66％の人の便秘が改善し、2週間後には約82％の人の便秘の症状が著しく改善されたのです**（図2）。

そのほか、肌荒れや生理不順、気管支喘息、アトピー性皮膚炎、冷え性などの改善も見られました。

このれんこんエキスと乳酸菌の組み合わせは、手軽に摂れるようカプセルに入った形での商品化もしました。こちらを、顔や手足などの全身

れんこんと乳酸菌で92％の人の便秘が改善！

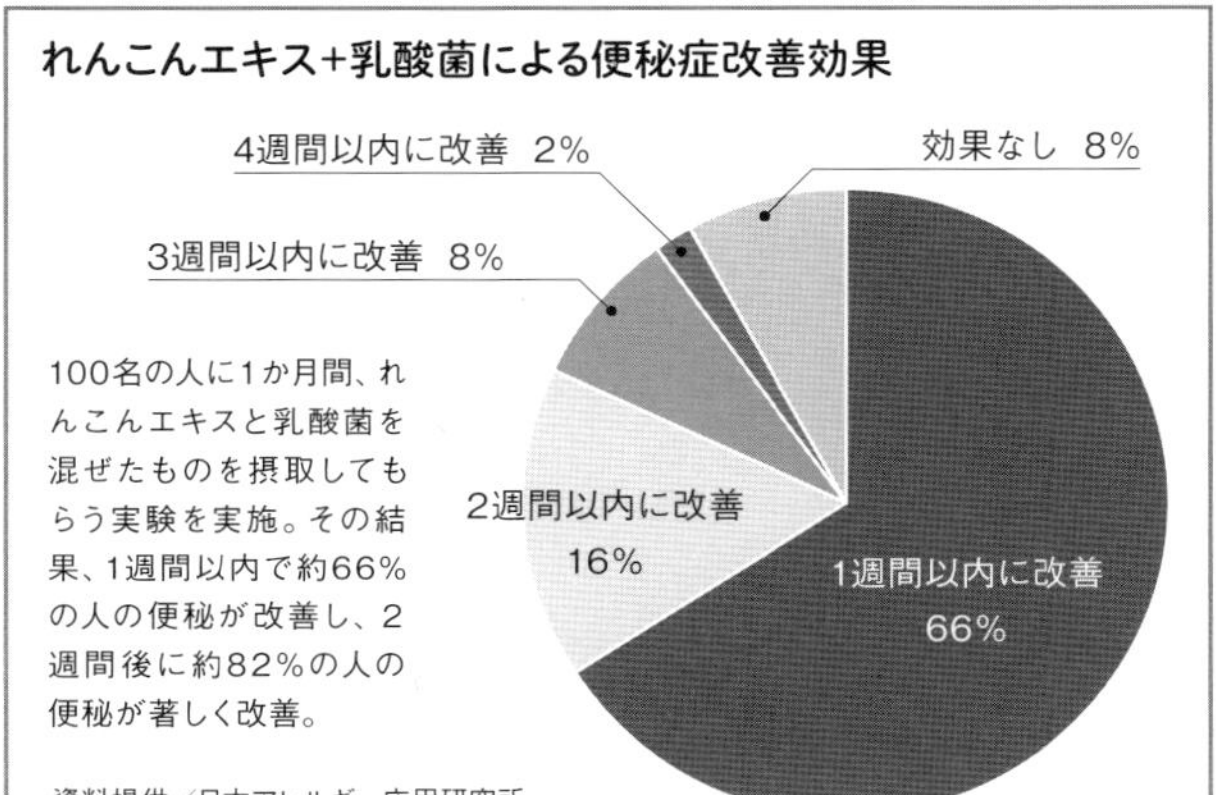
れんこんエキス+乳酸菌による便秘症改善効果
4週間以内に改善 2%
効果なし 8%
3週間以内に改善 8%
2週間以内に改善 16%
1週間以内に改善 66%
100名の人に1か月間、れんこんエキスと乳酸菌を混ぜたものを摂取してもらう実験を実施。その結果、1週間以内で約66%の人の便秘が改善し、2週間後に約82%の人の便秘が著しく改善。
資料提供／日本アレルギー応用研究所

図2

にアトピー性皮膚炎の症状が出ている人が6週間摂取したところ、左ページの写真のような著しい改善効果が見られました。

このようにれんこんエキスと乳酸菌の組み合わせは、高い抗アレルギー効果をはじめ、さまざまな健康効果を発揮するのです。

〈問い合わせ先〉日本アレルギー応用研究所　ＴＥＬ０４－２９５２－００２６

れんこんと乳酸菌の組み合わせは、日々の食卓で簡単に摂ることができるところも魅力です。例えば、**れんこんと共に、ヨーグルトやぬか漬け、キムチなどの乳酸菌を含む食品を一緒に摂ればいいのです。**

れんこんの輪切りを生のままキムチに和えればちょっとした一品に。味噌も乳酸菌を多く含んだ食品ですから、味噌汁にれんこんパウダーをトッピングしたり、れんこん汁を入れたりするのもおすすめです。もちろん、ヨーグルトにれんこんパウダーをトッピングするのもいいと思います。

また、れんこんの効能をテレビなどでもさんざん言い続けた結果、最近では、さまざまなメーカーかられんこんパウダーが発売されています。気軽に買えますので、自作が面倒だという人は、こうした商品を利用してもいいでしょう。

とにかく、**毎日継続して摂るのを習慣化することが大切です。**

・ポイント・

れんこんと乳酸菌の組み合わせは抗アレルギー効果抜群！

れんこんエキス＋乳酸菌による
アトピー性皮膚炎改善例

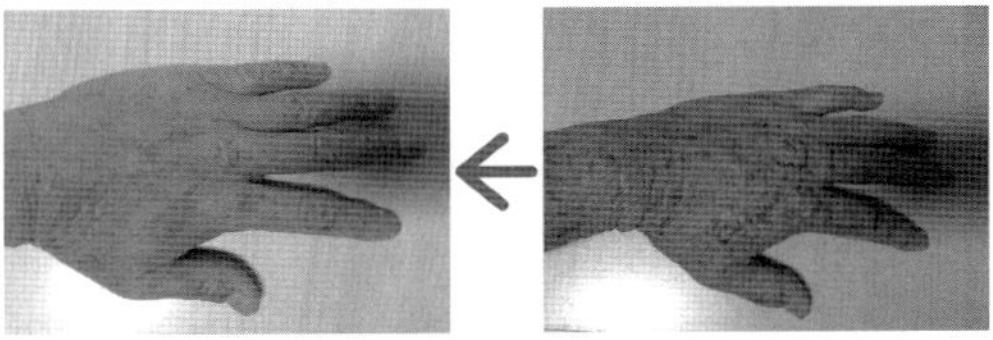

摂取6週間目　　摂取前

顔、手、足と全身にアトピー性皮膚炎の症状が出ている人が、6週間、れんこんエキス＋乳酸菌のサプリメントを摂取。すると、写真のように、顕著な改善が見られました。

COLUMN

目の粘液の働き

涙によって角膜や結膜を異物や傷から保護

目の粘膜とは、黒目にあたる角膜と、白目にあたる結膜で、この部分は常に涙で潤っています。涙は、外側の「油層」と、その下の「液層」の二層構造になっています。油層の成分は、まぶたの縁のマイボーム腺から分泌される油分。この油の層が外側にあることで、その下の水分の蒸発が抑えられています。一方、液層は、上まぶたの裏側の涙腺から分泌される、たんぱく質などを含む水分。これが涙の大部分を占めます。液層にはムチンも含まれ、これが角膜表面を覆っていることで、涙が目の表面に均一に行き渡り、目を傷などから保護しているのです。液層には防御物質の分泌型IgAやリゾチームも含まれ、目を病気の感染から守っています。

涙が不足してドライアイになると、防御物質も少なくなるので、ものもらいや結膜炎などの感染症にかかりやすくなります。目に病原体などの異物が入ると粘液がたくさん分泌され、目やにとして外に排出されます。目やにがたくさん出る時は、異物を出そうとしている時なのです。ドライアイや目の感染症を予防するためにも、目は常に涙でしっとりと覆われているのが理想的です。

第4章

れんこんエキス+乳酸菌でこんなに変わった！

これまでれんこんのパワーを理論に基づいて紹介してきましたが、この章では、実際にれんこんエキス＋乳酸菌を摂ることで、症状が改善した方の体験談をご紹介したいと思います。

高校時代からの花粉症が格段に軽くなり、慢性的な便秘も改善して毎日快便に！

津田久子さん（仮名）47歳

高校生の頃からひどい花粉症で、鼻水、鼻づまり、目のかゆみなどの症状に悩まされていました。鼻が苦しくて夜眠れないこともよくありましたし、外出するとくしゃみがひどいので、出かけるのも憂鬱でした。

いちおう予防のために、花粉の飛ぶ時期の前には、病院で抗アレルギー剤をもらって飲んでいましたが、薬を飲むと、鼻やのどが渇いてしまうといった副作用があり、水分をとってものどが渇くので、薬を飲み続けることに抵抗がありました。

そんな時に知人から、れんこんエキス＋乳酸菌が花粉症にいいという話を聞き、飲んでみることにしました。れんこんと乳酸菌なら、薬ではないので、抵抗なく飲むことができました。

1日6粒ずつ飲んでいましたが、**飲み始めて1か月も経たないうちに、鼻の症状や目のかゆみが軽減したことに気づきました。**それから2〜3か月ほど飲み続けたら、明らかに症状が軽くなり、今ではつらくてしょうがないということがなくなりました。

これまでは、春も秋も花粉症の症状が出ていたので、1〜6月までと、秋も抗アレルギー剤を飲んでいましたが、今年は3〜4月の一番飛散の多い時期しか飲まなくても済むようになりました。**最近は、ときどき目のかゆみや鼻水が出る程度で、生活が格段にラクになり、夜眠れないということもなくなりました。**

驚いたのは便秘も改善したことです。れんこん＋乳酸菌を摂るようになる前までは、ずっと便秘がちでした。3日くらい便通がないことが普通で、便秘に効くお茶を飲まないと出にくかったのですが、サプリメントを摂り始めたら、いつの間にか毎日便通があるようになっていました。便秘は、花粉症よりも早く良くなったと思います。

便秘が治ったことで吹き出物が治ったのもうれしい効果でした。

私は食物アレルギーもあるのですが、それはまだ改善していないので、これからもれんこん＋乳酸菌を摂り続けて、さらなる効果に期待したいです。

高校生の息子のひどかった花粉症が、症状が気にならないほどまでに改善

千田美希さん（仮名）47歳

高校生になる息子が、4年前から花粉症になり、毎年春と秋の花粉の季節には、くしゃみや鼻水、目のかゆみなどに苦しんでいました。

ひどい時は鼻がかゆくてかきむしってしまい、鼻血が出てしまうということも。目もかゆくて真っ赤になっていることもありました。

それに加えて、3年前から食物アレルギーも発症しました。

桃や洋梨のアレルギーで、食べた時にアナフィラキシーショックを起こしてしまったので、それ以来、アレルギー症状を起こしそうなものは食べさせ

ないようにしています。

ただ、なんとか改善できないかと思っていた時、テレビで、れんこん＋乳酸菌がアレルギーに効くということを知り、さっそくカプセルを購入して、息子に飲ませることにしました。

それで6月頃から飲み始めたのですが、**秋の花粉のシーズンになっても、鼻が少しムズムズする程度の症状しか出なくなったため、私も息子もビックリしてしまいました。**

それまでは花粉の飛ぶ時期にはマスクは必須で、花粉が鼻に入らないようにする薬も塗ったりしていましたが、それもいらなくなり、花粉症の症状が気にならないまでになりました。

私の家族では、息子だけでなく娘も花粉症なのですが、れんこん＋乳酸菌を飲んでいる息子だけ、花粉症の症状が明らかに軽くなったので、れんこん

＋乳酸菌の効果であることは歴然としています。

それ以来、息子はカプセルを飲み続けています。食物アレルギーについては、アレルギー症状が出るものを食べさせていないので、れんこん＋乳酸菌の効果が出ているかどうかわからないのですが、アレルギーには確実に効果があると感じたので、食物アレルギーへの効果も期待しています。

今飲んでいるのはれんこんと乳酸菌が入ったカプセルタイプなので、まだ小さい娘には飲ませられないのですが、もう少し大きくなったら飲ませたいと思っています。

とりあえず、息子が花粉の時期にもラクそうにしていることが何よりうれしく、れんこん＋乳酸菌を摂らせてよかったと思っています。

ティッシュを手放せないほどの花粉症が軽減し、便通も良くなりました

高田幸太郎さん（仮名）37歳

私は20年以上も前の子どもの頃から花粉症で、毎年花粉のシーズンは、鼻水がひどくていつもティッシュが手放せないうえ、目のかゆみもあり、とても悩んでいました。病院で診察を受けて、薬も飲みましたが、効果はあるものの、眠くなってしまうのであまり好きではなく、何かほかに変わる改善法がないかと探して、いろいろな方法を試していました。

そんな時、れんこんエキス＋乳酸菌の組み合わせが花粉症にいいと聞き、試してみようと思い、花粉症の時期の前からカプセルを1日6粒摂り始めまし

た。

そうしたところ**2~3週間ほどで、鼻水の量が減ってきたな……と感じるようになりました。**

それ以来、続けて飲むことにしたら、花粉シーズンの真っ最中でも鼻水があまりひどくならず、ティッシュが手放せないということはなくなりました。効果を感じたので、現在でも一年中飲むようにしています。

花粉の時期は、通常の倍の量を飲んでいます。摂り始めてから、便通もよくなった気がします。それから、れんこんエキス+乳酸菌サプリメントの効果かどうかはわかりませんが、お酒を飲んだ日に摂ると、二日酔いしにくくなるのを感じました。

つらかった花粉症の悩みから解放されて、ずいぶんラクになったので、これからも続けたいと思います。

子どもの頃からのアトピー性皮膚炎が人が見てもわからないほどにまで改善

原田宏二さん（仮名）　38歳

子供の頃からアトピー性皮膚炎で、首や、ひじ、ひざの裏などにいつも症状が出ていました。学生時代にしばらく治っていた時もあるのですが、社会人になってからまた出て、常にステロイドの塗り薬を塗っていて、ひどい時は飲み薬も飲んでいました。薬はあまり使い続けるとよくないと思い、しばらくやめてはみるのですが、また症状がぶり返して……の繰り返しでした。

これでは根本的な解決にならないと思い、自分でいろいろな治療法を調べていた時に、父から聞いたれんこんエキス＋乳酸菌の組み合わせを試すことにしました。朝と夜にカプセルを3粒ずつ飲んでいましたが、症状がひどい時は多めに飲んでもいいと聞き、朝晩とも5粒ずつ飲んでいました。

すると**3か月ほど経った頃に、赤みが引いてきたのを実感。もともと下痢もしやすかったのですが、その頃に、腸内環境がよくなったのか、下痢も便秘もしなくなりお通じが整ってきたのも感じました。**

それから1年ほど経つ今も飲んでいますが、症状がかなり落ち着き、かきむしることがなくなり、肌のきめが整ってきました。いつもなら、夏は汗が炎症部分にしみてかゆみがひどかったのですが、今年はそれもありませんでした。肌はまだ乾燥はしますが、**人からもパッと見てアトピー性皮膚炎だとは思われなくなりました。かゆみがないことが、こんなにラクなことなのかとしみじみと感じています。**さらなる改善を目指して、今後も摂り続けるつもりです。

8年間悩まされたじんましんが軽くなり、温泉にも行けるようになりました！

香川義弘さん（仮名）63歳

私は今から8年前に、何がきっかけなのかわからないのですが、会社から帰ったら全身にじんましんが出ました。疲れがたまって抵抗力がなくなっていたのかもしれません。それで慌てて近所の病院に行き、点滴などをしたらしばらく引いたのですが、2～3日後にまた出て、それ以来、引かなくなりました。背中や胸や頭、手足など全身にじんましんが出て、とにかくかゆくて、寝ている時もかいてしまうので、朝起きたときに下着に血がついていることもよくありました。手にもじんましんが出ているので、人に見られないよう、電車に乗る時は手袋をしていたほどです。いろいろな病院に行って検査を受けましたが、アレルギーではなく原因不明でした。病院ではステロイドの塗り薬と、じんましんを抑える飲み薬をもらいましたが、一向に症状は治りませんでした。

そんな時にれんこんエキス＋乳酸菌を知り、飲むように。**飲み始めて3か月ほど経った頃、あれ、じんましんが減ってきたな……と気づきました。その後1年ほど飲み続けたところ、じんましんはポツポツと出るくらいになり、ほとんど改善したのです。**以前、じんましんがひどい時は、体を見られたくないため、ゴルフに行ってもお風呂に入れないし、温泉などにも行けなかったのですが、今では気になりません。完全に改善したわけではないので、今でも炎症を抑える薬は飲んでいますが、半量で済むようになりました。とにかくひどかったかゆみがなくなったので、生活が本当に快適になりました。

COLUMN

胃腸の粘液の働き

消化と病気予防という重要な働きを担う

胃の粘膜から分泌される胃液には、たんぱく質分解酵素や、ムチン、分泌型IgA、リゾチームが含まれ、消化を促すと同時に、食べ物と共に侵入した病原体を撃退します。胃液には強酸性の胃酸も含まれますが、胃酸で胃壁自体が傷つかないのはムチンが保護しているからです。さらに小腸では食べ物の最終的な消化が行われ、栄養が体に吸収されます。小腸の粘液にも防御物質が含まれますが、それに加えて小腸には体の免疫細胞の約7割が集まる腸管免疫システムもあり、その働きによっても病原体が攻撃・排除されます。続く大腸では、栄養が吸収された後の食べカスから水分が吸収され、便が作られます。大腸の粘液にも防御成分が含まれるほか、この粘液には便をスムーズに送る働きもあるので、粘液の量が少ないと便秘になりやすくなります。

また、腸管の粘膜がムチンを含む粘液で満たされていると腸内に善玉菌が増え、粘液が少ないと悪玉菌が増えるとされています。悪玉菌が増えると便秘や肌荒れが起きるうえ、有毒ガスが発生して発がん物質が作られる原因にもなります。胃や腸の粘液は病気を防ぐうえで重要なのです。

第5章

まだまだある！
簡単にできる粘膜力アップ術

取り入れやすいことからコツコツと！

今日から始める粘膜ケア

ここまでは、私が粘膜力アップのために最も推奨している「れんこん」を摂ることに特化してお話ししてきました。最後に、生活の中で簡単に取り入れられる粘膜力アップ術をご紹介したいと思います。

第2章でもお話しした通り、粘膜力は自律神経と深く関わっています。そこでこの章では、副交感神経を優位にさせる方法を中心に、粘膜にいい食材や、簡単にできるマッサージなどもご紹介します。

れんこんの摂取とともに、ここで紹介する生活習慣を身につければ、相乗効果で粘膜の状態はどんどんよくなっていきます。

ひとつひとつの方法は、とても簡単なことばかりです。

ただ、何度もお伝えしている通り、大事なのは継続すること。一度に全部をやってみるというのではなく、**「これなら毎日できる！」ということを、ひとつでもいいからコツコツとやり続けることです。**

粘膜力アップ術は、実際に私が通常行っていることばかりです。私は65歳になる今も、肌のツヤがいいとよく人に言われますし、誰よりも大きい声でしゃべり、病気もほとんどしません。しっとり粘膜を保っているおかげだと思います。みなさんもぜひ、取り入れやすいことから始めてみてください。

●ポイント●

粘膜力アップ術は、毎日継続することが大切！

粘膜に欠かせないビタミンA、B、Cを摂る

まずは、毎日の食卓でしっかり摂ることを意識してほしい食材をご紹介します。

栄養素の中で、健康な粘膜を保つために欠かせないものがあります。

それがビタミン類です。

まずひとつが、**ビタミンAです。ビタミンAには、皮膚や粘膜を守る働きや、目の働きを守る働きがあります。**

ビタミンAが不足すると、暗い場所での視力が落ちる夜盲症になりやすく

なることで知られています。

さらに困ったことに、粘膜などの上皮細胞の新陳代謝が低下して、角質の水分保持能力が低下してきます。その結果、皮膚や粘膜がカサカサに乾いてしまい、体表面だけでなく、体の内側の粘膜の免疫力が低下し、病原体への感染の危険が高まります。

また、近年、**ビタミンAは、腸管免疫に深く関わっていることが判明しました。**とりわけ小腸の粘膜において、ヘルパーT細胞という免疫に関わるリンパ球を活性化して、粘膜の分泌型ＩｇＡがより多く作られることがわかってきました。

つまり、**ビタミンAをしっかり摂ると、体の防御力が高まるのです。**

ビタミンAが不足すると、風邪をひきやすくなったり、口内炎や、胃腸の機能低下、ドライアイなどといったトラブルも起こりやすくなるので、食品からしっかりと補うことが大切です。

ビタミンAは脂溶性ビタミンで、動物の油に含まれるレチノールと、植物に含まれるカロテノイドがあります。カロテノイドは、体内でビタミンAに変わるため、プロビタミンAとも言われます。

ビタミンAは、レバー、牛乳、バター、チーズ、卵黄のほか、にんじんやほうれん草、かぼちゃなどの緑黄色野菜に多く含まれます。油に溶ける成分なので、炒め物にしたり、ドレッシングをかけたりと、油と一緒に摂ると吸収が高まります。

そのほか、**ビタミンB_2も粘膜や皮膚の健康維持を助けます。**不足すると、口内炎や口角炎や口唇炎など口周りの粘膜のトラブルをはじめ、眼精疲労や結膜炎や、肌荒れなども起こりやすくなります。**ビタミンB_2は、牛レバー、豚レバー、牛乳、ヨーグルト、ウナギ、ドジョウ、納豆、アーモ**

ンド、卵などに多く含まれます。毎日の食事に取り入れて、粘膜力を高めましょう。

また、第3章でも詳しくお話ししましたが、**ビタミンCも粘膜のためには欠かせません。**

ビタミンCは、柑橘類や、イチゴやキウイなどのフルーツや、ブロッコリーや、パプリカやピーマン、芋類などにも多く含まれています。

これらのビタミンは、体を作るうえでも必要な栄養素なので、毎日の食事で、バランスよく補いましょう。

・ポイント・

ビタミン不足は病気の感染を招くので毎日補給を

毎日の油を変えれば粘膜も変わる！

最近話題の**オメガ3脂肪酸も粘膜力アップに効果的な成分です。**

オメガ3脂肪酸とは、別名α-リノレン酸とも呼ばれています。

これは、**体内で合成できない必須脂肪酸であり、皮膚や粘膜の機能を強くして、細胞を正しく機能させる作用があります。**

また、**アレルギーや炎症の抑制作用や、血栓抑制作用もあるとされます。**

しかしながら、近年の欧米化した食生活では、このオメガ3よりも、サラダ油やコーン油、マヨネーズなどに含まれるオメガ6脂肪酸のほうを摂り過ぎている傾向があります。

オメガ6脂肪酸は、オメガ3脂肪酸と反対で、アレルギーや炎症を促進する作用があります。

オメガ3脂肪酸が不足し、オメガ6脂肪酸を摂り過ぎていると、皮膚や粘膜が弱くなったり、アレルギー症状を起こしやすくなるのです。

オメガ3は、亜麻仁油や、えごま油などのほか、サバやイワシやブリなどの青魚に多く含まれているので、これらをこまめに摂るようにしましょう。

特にアレルギー症状のある人は、れんこんと共に積極的に摂るのがおすすめです。

・ポイント・

オメガ3の油は粘膜や皮膚を強くしてくれる

よく噛むだけで唾液の分泌量は増える！

自律神経に支配されている粘液は、なかなか自分で出そうと思っても出せないものですが、**唾液だけは自分で簡単に増やすことができます。**

ただ、**よく噛むだけでいいのです。**

唾液の分泌量は、**よく噛んで食べると10倍以上も上がるとされています。**

唾液には、口に入ってくる病原体を撃退したり、消化を促したり、嚥下をスムーズにしたり、免疫力を高めたりと多くの効果があります。食べ物をよく噛んで食べるだけで、その多大なる恩恵を受けられるのです。

理想的には、一口食べるごとに、30回噛むとよいとされています。

ただ、最近は、柔らかく加工された食品が多いため、現代人は咀嚼力が弱っています。よく噛むようにするには、**噛みごたえのある食品を積極的に摂るようにするのがおすすめです。**例えば、白米を玄米などの雑穀に変えるだけでも噛む回数は増えますし、先にご紹介したれんこんなどの根菜類は噛みごたえが抜群です。もちろん、ガムを噛むのも効果的です。

そのほか、梅干しやレモンなどの酸っぱいものを見るだけでも唾液は分泌されますし、焼肉など、食べ物のいい香りをかいだだけでも唾液は分泌されます。唾液の分泌の低下を感じたら、こういったことを実践してみましょう。

●ポイント●

よく噛んで食べれば唾液の分泌力は10倍以上に!

唾液腺マッサージで唾液の分泌を促す

もうひとつ、**唾液の分泌を簡単に増やせる方法が、唾液腺マッサージです。**

唾液腺は唾液が分泌される部分で、おもな唾液腺は、上の奥歯のあたりにある**耳下腺**と、下あごのエラとあごの先端の真ん中あたりにある**顎下腺**、舌の下にある**舌下腺**の3か所です。この唾液腺をマッサージするだけで、唾液の分泌は促されます。

耳下腺は、耳たぶのやや前方の、上の奥歯あたりに、顎下腺はあごの下の骨の内側の柔らかい部分に、舌下腺はあごの先のとがった部分の内側の舌の付け根になります。ここを指先で3秒ほどぐーっと押して、パッと離します。これを5～6回繰り返しましょう。力は入れすぎず、軽く圧迫する程度で十分です。自分で習慣にするのもよいですし、高齢で嚥下力が弱っている方には、マッサージをしてあげるといいと思います。

ぜひ試してみてください。

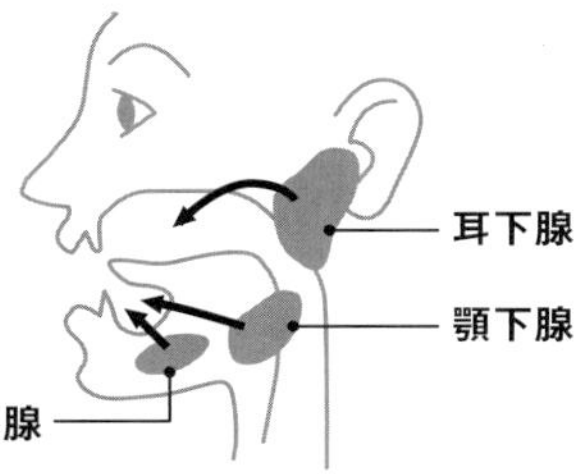

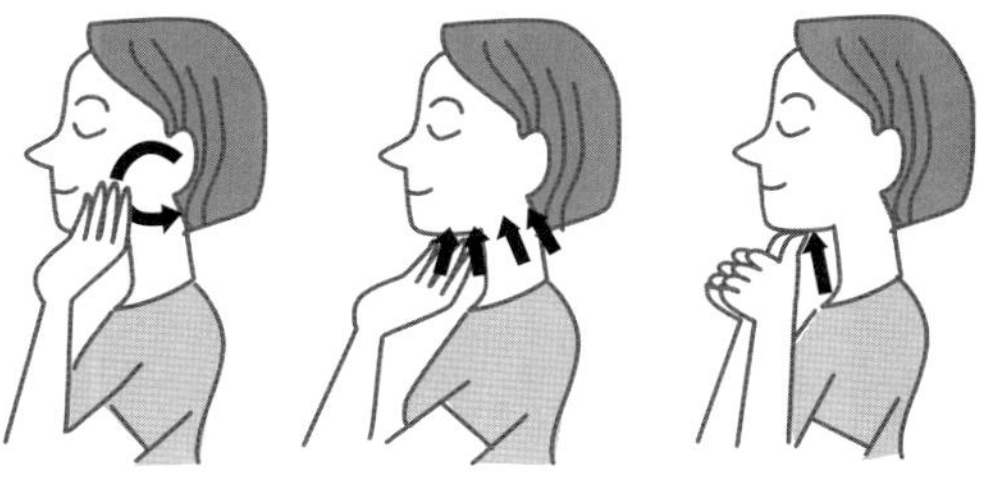

・ポイント・

唾液腺マッサージならいつでも手軽に分泌アップ

モーツァルトを聴くだけで粘液の分泌量が増える！

私は長年、免疫力を上げるための研究を行ってきましたが、その中で最も高い効果を感じ、ライフワークともなっているのが音楽療法です。

音楽療法とは、音楽がもつ精神的、生理的、社会的な働きを利用して、心身の発達を促したり、精神的な悩みを改善したり、生きる意欲や希望を高めたりすることで、病気の治療や予防にも用いられるセラピーのことです。

この**音楽療法が、実は粘液の分泌を高めるのにも効果的なのです。**

多忙でストレスフルな現代人は、ほとんどの人が交感神経優位であることをお話ししましたが、**音楽療法は、聴くだけで副交感神経を優位にでき、粘液の分泌量を増やせるのです。**

特にその効果が高いのが、モーツァルトの曲です。私は、モーツァルトの曲に高い健康効果があることを発見し、２００４年に『モーツァルトを聴けば病気にならない』（ベストセラーズ刊）という本を発表し、ちょっとしたブームにもなりましたので、ご存じの方もいるかもしれません。

なぜモーツァルトの曲で粘液の分泌が高まるのか、その詳しいメカニズムをお話ししましょう。

人間が耳で感知できる音の周波数は、約20ヘルツから2万ヘルツまでと言われています。フランスの耳鼻咽喉科医、アルフレッド・トマティス博士は、それぞれの周波数が、人体のどの部分に対応しているかを研究し、１９５７年に学会で発表し、これが正式に認められました。これは「トマティス理論」

と呼ばれています（P147の図参照）。

左の図を見ると、**4000ヘルツ以上の高い音は、延髄に対応していること**がわかります。この4000ヘルツという周波数は、人間の耳が、構造上最も敏感に感じる音の高さと言われています。例を挙げると、赤ちゃんの鳴き声はおよそ4000ヘルツです。

実は、モーツァルトの音楽は、3500〜4000ヘルツの周波数を多く含んでいます。さらに、川のせせらぎや風のそよぎのような一定のシンプルな音の繰り返しである「揺らぎ」が多く、音同士がぶつかりあって、より高い1万5000ヘルツ以上もの周波数を生み出す倍音という特徴もあります。

このため、**副交感神経の分布する延髄から視床下部という自律神経の中枢に刺激を与えます。この結果、モーツァルトの音楽を聴くと、心身をリラックスに導く副交感神経が優位になるのです。**

・ポイント・

副交感神経の分布する延髄に刺激を与える！

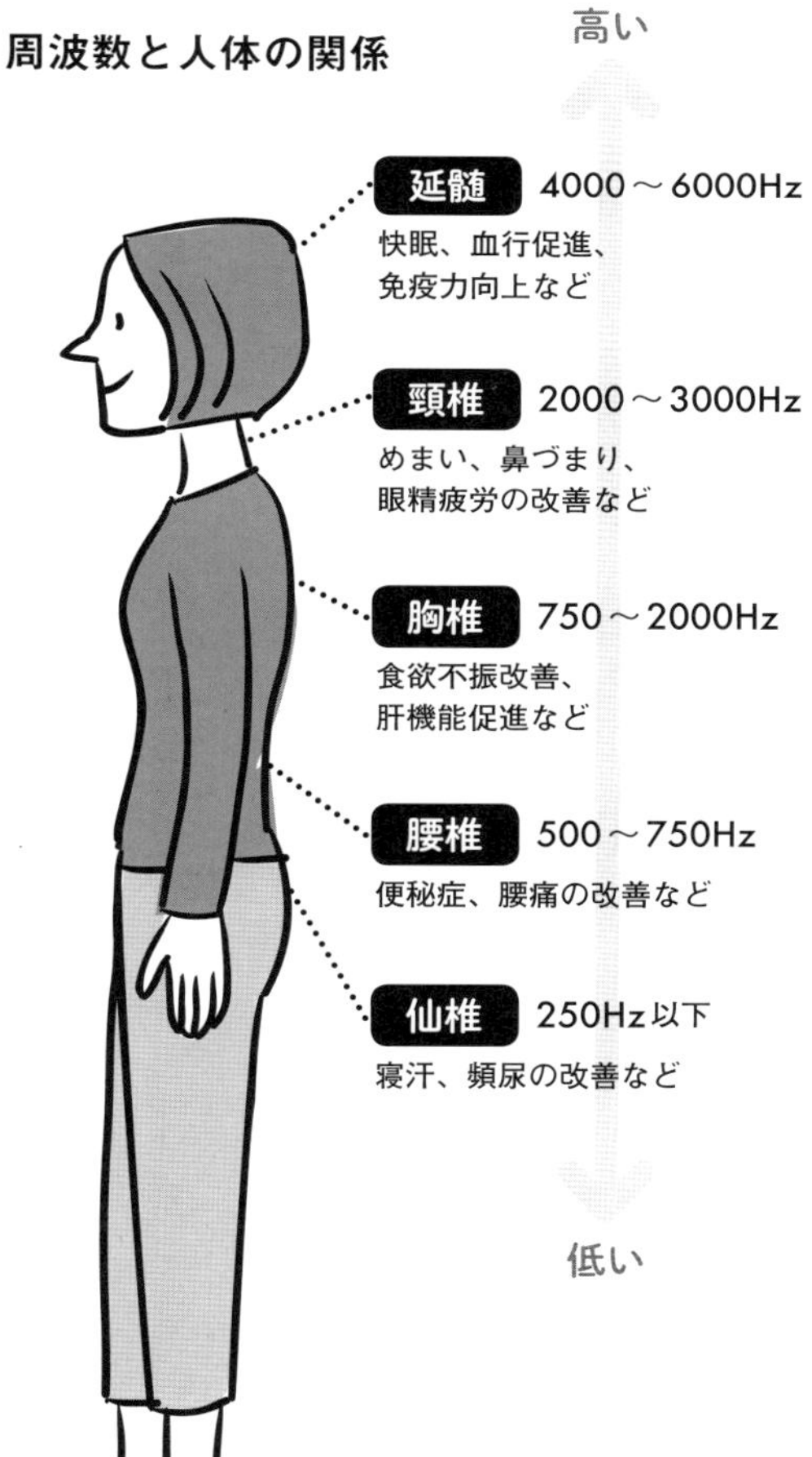

クラシックは苦手！という人でも大丈夫

この効果は、モーツァルトが好きかどうかは関係ありません。**モーツァルトの音楽が好きでなくても、体は音の振動を受け取るので、意志とは無関係に副交感神経が優位になります。**そのため、唾液や涙、消化液など、体のさまざまな粘液の分泌が促されるのです。副交感神経が優位になるので、心身がリラックスし、血行も促進して、体も温まります。

私の実験で、5人の被験者に、モーツァルトの曲を30分聴いてもらい、聴取前後での唾液の分泌量を測定しました。その結果、5人とも、音楽を聴いた後に唾液の分泌量が増えました（図1）。

また、４人の被験者にモーツァルトの曲を30分聞いてもらい、分泌された唾液中の分泌型ＩｇＡの量を調べたところ、４人とも、音楽聴取後に分泌型ＩｇＡの量が増加しました（図2）。

同様に40人の被験者にモーツァルトの曲を30分聞いてもらい、分泌型ＩｇＡの分泌の増加量を調べたところ、聴取後に１０１％以上も増加し

モーツァルトを聴いたら唾液の分泌量が増加！

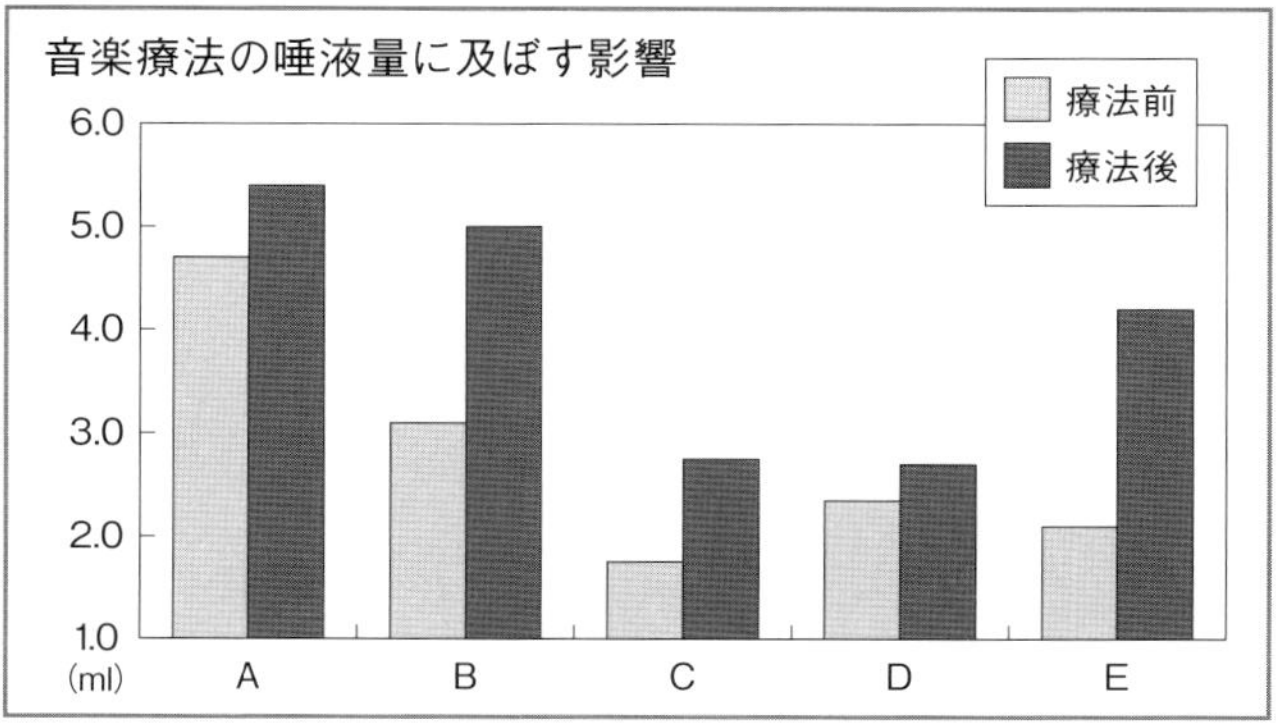

５人の被験者に、モーツァルトの曲を30分聴いてもらい、聴取前後での唾液の分泌量を測定したところ、５人とも、聴取後に唾液の分泌量が増加。

図１

モーツァルトを聴くと唾液中の分泌型IgAが増加！

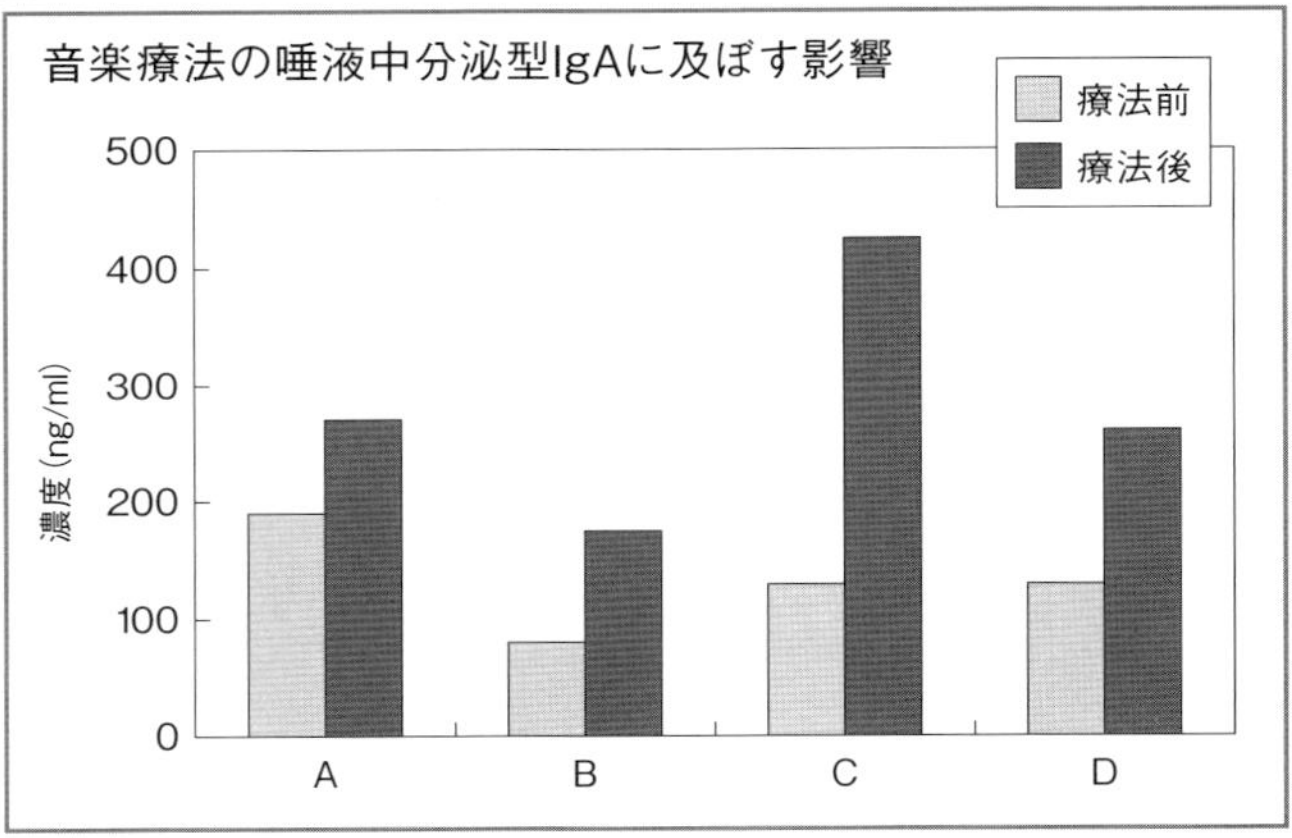

図2　４人の被験者にモーツァルト曲を30分聴いてもらい、分泌された唾液中の分泌型ＩｇＡを測定。すると、聴取後に４人とも唾液中の分泌型ＩｇＡが増加。

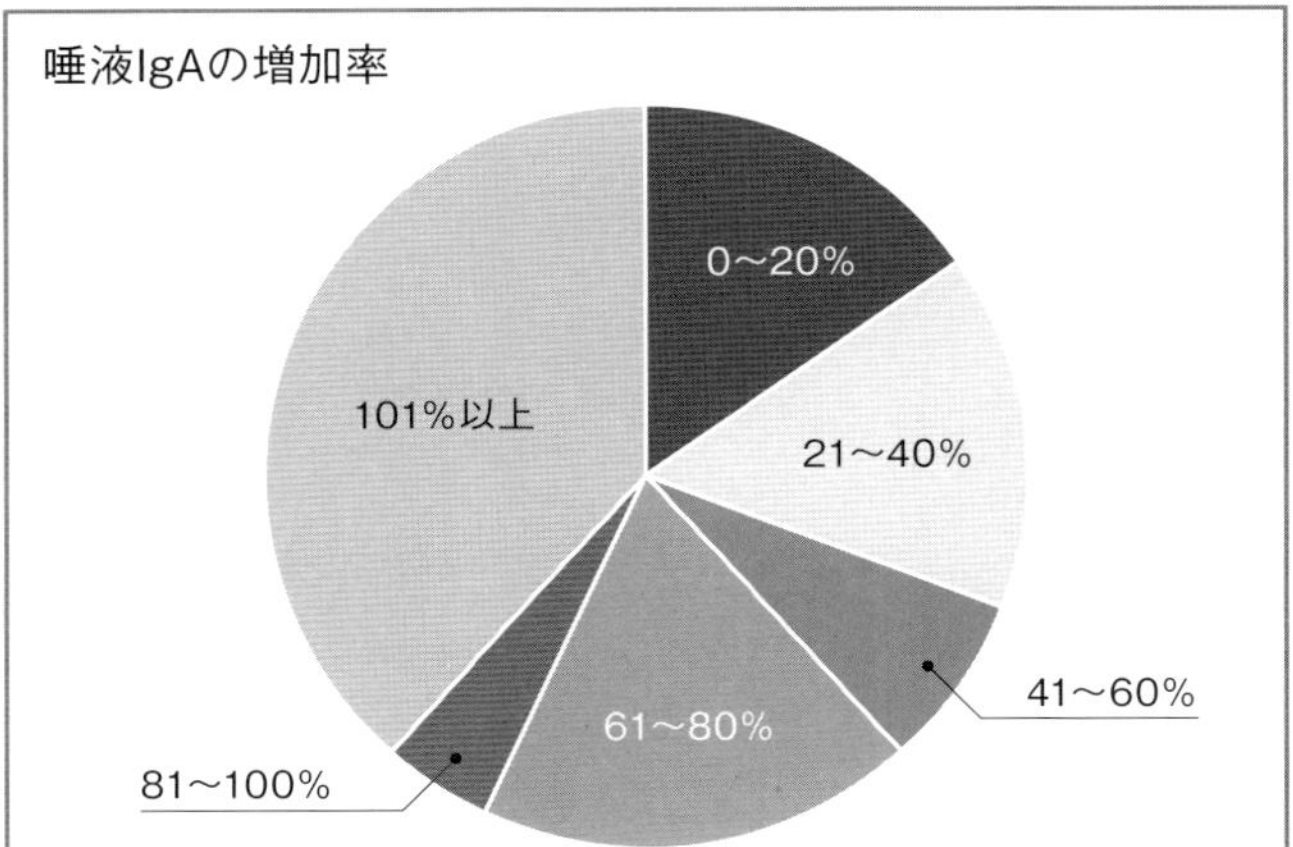

図3　40人の被験者に、モーツァルトの曲を30分聴いてもらったところ、聴取後に101％以上も分泌型IgAが増加した被験者が全体の約40％もいたことが判明。

た人が全体の約40%もいました(図3)。

つまり、モーツァルトの音楽を聴く前より、聴いた後に分泌型IgAが2倍も増加したということです。

そのほか、モーツァルトの音楽を聴いた後には、体温が上昇したというデータもあります。副交感神経が優位になると、血行が促進して体温が上がるため、その効果によるものと考えられます。

モーツァルトの音楽は、副交感神経を優位にすることで、粘液の分泌を増やし、病原体を防御する力を高めることが実験で証明されたのです。

●ポイント●

好き嫌いに関係なく、音楽療法は効果がある!

免疫力を上げるためのモーツァルト曲リスト

音楽の生理的作用を活用する音楽療法は不思議なもので、聴いていて気持ちがいい／悪いとか、楽しくなる／落ち込むといった、気分とは関係がありません。「音」に体が反応して、唾液を出したり、体温を上げたりするのです。

なお、前のページでご紹介した実験で使われたモーツァルトの曲をここでお伝えしておきましょう。

●カッサシオン　K63、第5楽章

●バイオリン協奏曲　ニ長調、K211　第3楽章
●ディベルティメント　ニ長調、K136、第1楽章
●バイオリン協奏曲　ト長調、K216、第1楽章

これらの曲以外でも、モーツァルトのヴァイオリン曲やピアノ曲に3500ヘルツ以上の高周波音が豊富に含まれているので、おすすめです。

私はこれまでに、モーツァルトの音楽療法のCDを多数、出していますので、興味のある人は聴いてみてください。

・ポイント・

高周波音のモーツァルトの曲を聴いてみよう！

便秘を解消する528ヘルツの曲

このほか、最近の研究の成果から、私は528ヘルツという周波数にも注目しています。

147ページのトマティス理論の図でわかるように、528ヘルツは、大腸や小腸などの消化器系を刺激します。

腸が、免疫機能において重要な働きをもつことはここまでにお話ししてきましたが、**528ヘルツは、腸を刺激することで、副交感神経を優位にし、消化液の分泌を高めて、免疫力アップや便秘解消、肌荒れ改善などに効き目を**

発揮するのです。

528ヘルツには、傷ついたDNAを修復する効果があるとも言われています。これによってがん予防効果も期待できるのです。

528ヘルツは、「グレゴリオ聖歌」という七世紀はじめに、ローマ教皇・グレゴリウス一世によって編纂されたとされるキリスト教の礼拝音楽などにも含まれている周波数です。この周波数の音楽は、YouTubeなどの動画サイトでも多数アップロードされているので、ぜひ聴いてみてください。

・ポイント・

「グレゴリオ聖歌」で腸の免疫機能をアップ！

集中して聴けば、効果がより高くなる

なお、**音楽療法の効果を高めるには、聴き方にポイントがあります。**

まず、耳全体をすっぽり覆うヘッドフォンを使うことです。耳全体で集音できるので、より高い効果が期待できます。ただ、音量を大きくすれば効果が高まるわけではありません。心地よいと思う音量で聴きましょう。

漠然と長時間かけっぱなしにするのでなく、1日2回、目を閉じて1回10～15分ほどでもいいので集中して聴き入ることが大切です。

聴く時の環境も大事なので、カーテンを閉めるなどして部屋を薄暗くし、視覚から余計な情報を入れないようにし、聴覚のみに集中しましょう。

また、リラックスした姿勢で座って体の力を抜き、体を冷やさないよう暖かい服装で聴くのがおすすめです。

・ポイント・

音楽療法はＢＧＭとして使うのではなく、集中して聴く

音楽療法を高めるポイント

- ●耳を覆うヘッドフォンを使う。
- ●心地よいと感じる音量で聴く。
- ●目を閉じて集中して聴き入る。
- ●１日２回、10〜15分ほど聴く。
- ●部屋を暗くして聴覚のみに集中する。
- ●体を冷やさないよう暖かい服装で。

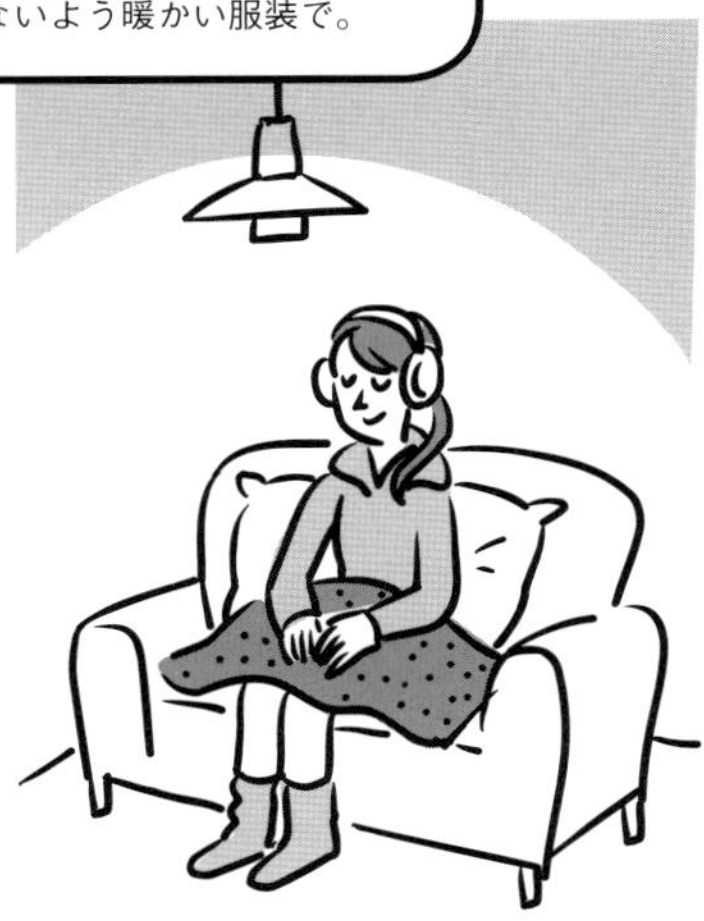

体温を上げる工夫をする

副交感神経が優位になると、体温が上がるとお話ししましたが、逆のことも言えて、**体を温めて体温を上げれば副交感神経が優位になります。**

日本人の平均体温は、36・5℃ほどとされていますが、最近、35℃以下の低体温の人が増えています。

現代の生活では、夏でも冷房の中にいることが多く、汗をかきにくくなったため、体温調節機能が正しく働かず、低体温になる人が多いのです。

また、ストレスによって交感神経が優位になり、血流が悪くなって低体温を招いている場合も多いようです。

体温は1℃上がると、免疫に関わるリンパ球の機能が25％以上も上がると言われていますが、逆に体温が下がるとリンパ球の機能は低下します。

体温が35℃台だと、がん細胞も増殖しやすいので要注意です。体を冷えから守り、温めることが大切です。

手っ取り早く温められるのはやはり入浴です。

熱めのお湯は交感神経を優位にするので、38～40℃程度のぬるめのお湯にゆっくりとつかりましょう。

また、冷たい飲食物は控えて、体を温める食材を摂りましょう。

れんこんやにんじん、大根などの根菜類は体を温めます。ここでもれんこん汁などを取り入れるのがいいでしょう。

また、ねぎ、しょうが、ニラ、唐辛子、ニンニク、かぼちゃなども体を温めるのでおすすめです。

トマトやきゅうり、なすなどの夏野菜や、南国のフルーツ、カフェインなどは体を冷やすので控えめにしましょう。

服装も、薄着は避けて、腹巻きやひざ掛けを利用するなどして冷え予防を。足先から冷えてくるものなので、必ず足首をカバーするように靴下やレッグウォーマーをはくことも忘れずに。

熱めのお湯で足湯をするのもいいでしょう。この時、ひざ下くらいまでしっかりお湯につかるようにして、上半身も暖かい格好をすること、温かいお茶などを用意して体の中からも温めるようにするのがポイントです。

・ポイント・

体を温めることを常に意識するのが大事

寝起きにやりたいリンパマッサージ

私が、毎日続けている健康法にリンパマッサージがあります。これは、粘膜力アップにも効果があります。

リンパは、血管のように全身に張り巡らされ、体内で不要になった老廃物や疲労物質などを回収して運ぶ、いわば体の「下水道」のような器官です。

このリンパがスムーズに流れず停滞すると、老廃物がたまり、むくみなどの症状が現れます。リンパの滞りは、血液にも影響を及ぼすので、皮膚や粘膜への栄養成分や酸素の供給をはじめ、老廃物の排出もうまくいかなくなります。そこでリンパの流れを改善するリンパマッサージがおすすめなのです。

リンパ管には、あちこちに、老廃物をろ過するフィルター的な役割をもつリンパ節があります。**この部分がつまると全身のリンパが滞るので、まずはリンパ節を最初にほぐしてつまりを解消し、そこに向かって押し流すようにマッサージすると、効果的に老廃物の排出が促されます。**

私が普段、行っている方法は少し独特です。まず大きなリンパ節をマッサージしてつまりを解消してから、ほかのところを行います。上半身は、鎖骨周り、あご下、わきの下、ひじ下のリンパ節を。下半身は、脚の付け根のそけい部や、ひざ裏のリンパ節をマッサージしていきます。

方法はごく簡単で、まず鎖骨の下に手のひら全体を密着させてさするようにマッサージして、つまりを解消します。続いてあごの下から鎖骨へと数か所に分けてさすり下ろします。

次に、片側のわきの下をさするようにマッサージした後、同じ側の腕を上げて手首からわきの下へと腕の内側をさすり下ろします。全体をまんべんなく行いましょう。左右とも行います。これで上半身が終了。

下半身は、まずそけい部にあるリンパ節をさするようにマッサージします。次に、足首からひざ裏を通ってそけい部へと老廃物を押し流すようにさすり上げます。全体をまんべんなく行いましょう。左右とも行います。

私はこのリンパマッサージを毎朝目覚めた時に、布団の中で行っています。朝からつまりが解消されるので、すっきりした気分で起きることができます。みなさんもぜひ習慣にしてみてください。

・ポイント・

リンパと血液の流れを良くすれば粘膜に栄養が行き渡る

適度な運動を取り入れる

健康のために適度な運動をすると良いということは、よく言われていることですが、粘液の分泌を高めるにもやはり効果的です。

特におすすめなのは、ウォーキングです。ランニングのようなきつめの運動は、呼吸が速く、浅くなって交感神経が優位になってしまいます。

一方、**ウォーキングのようなゆったりと深い呼吸ができる有酸素運動は、副交感神経を優位にする作用があります。**

また、ウォーキングは全身運動なので、血流がよくなって筋肉の緊張がほぐれ、リラックス効果が得られるのです。**腸にも刺激がいき、ぜん動運動も活発になります。これらのことから粘液の分泌も高まるのです。**

少し大股早足で歩き、1日20～30分ほどウォーキングをすると理想的です。

また、**水泳も全身を動かす有酸素運動で、粘膜力アップにつながる運動です。**水圧に逆らいながら呼吸をすることで呼吸筋が鍛えられ、普段から深い呼吸ができるようになります。ゆったりとした深い呼吸をすると、それだけで副交感神経が優位になるのです。全身を動かすことで消化管の機能も高まって粘液の分泌も高まり、免疫力アップにつながります。

適度な運動は、肥満や生活習慣病の予防にも良いのでぜひ習慣に。

・ポイント・

粘膜力アップには、ウォーキングや水泳が効果的

ゆったりと、深く呼吸してみる

前ページで、深くゆったりした呼吸をすると、それだけで副交感神経が優位になるということをお話ししましたが、これは最も簡単にできる自律神経の調整方法で、粘膜力アップにもつながります。

ストレスがたまっていたり、仕事が多忙だったりすると、副交感神経を優位にしようと思っても、なかなか難しいものです。でも、**ゆったりした呼吸をすると、それだけで交感神経優位な状態から、副交感神経優位の状態に切り替えられます。**

特に**効果的な呼吸法は、吐く息を長くすることです。**

方法は、ゆっくり鼻から息を吸って、次に、吸った時の倍の時間をかけて息を吐きます。4カウントで吸ったら、8カウントで吐くといった感じです。

慣れてきたら**腹式呼吸をしてみましょう。**腹式呼吸は、鼻から息を吸いながらお腹を膨らませて、息を吐きながらお腹をへこませる呼吸法です。

これは、お腹をふくらませたり、へこませたりすることで、横隔膜が動き、これによって副交感神経が優位になるのです。

粘液の分泌が増えるうえ、血流もよくなり、冷えの改善にもなります。

運動が苦手でもすぐできることなので、取り入れてみてください。

・ポイント・

吐く息を長くすると副交感神経のスイッチがオン

粘液の分泌力を高めるツボ押し

体の不調を改善する方法で、東洋医学に基づく「ツボ押し」はよく知られていますが、**粘膜力を上げるのに有効なツボもあります。**

まずひとつが、おへそから左右真横に指幅3本分の位置にある「**天枢**《てんすう》」です。このツボは、**腸の働きを整える作用があり、腸粘膜の機能も整い、便秘や下痢の改善にも効果的です。**

もうひとつが、天枢から指幅3本分下にある「**大巨**《たいこ》」です。このツボも、**胃腸を健康な状態に整え、胃や腸の粘膜を健康にします。**

また、手の甲の親指と人さし指の骨が合流する部分のくぼみにある「**合《ごう》谷《こく》**」も、**胃腸を整えるツボで、胃や腸の粘膜力を高めます。**

ツボを押すときは、指で5秒ほど押してパッと離すのを5～10回ほど繰り返します。イタ気持ちいいと感じる程度の強さで押しましょう。

仕事の合間にも簡単にできます。

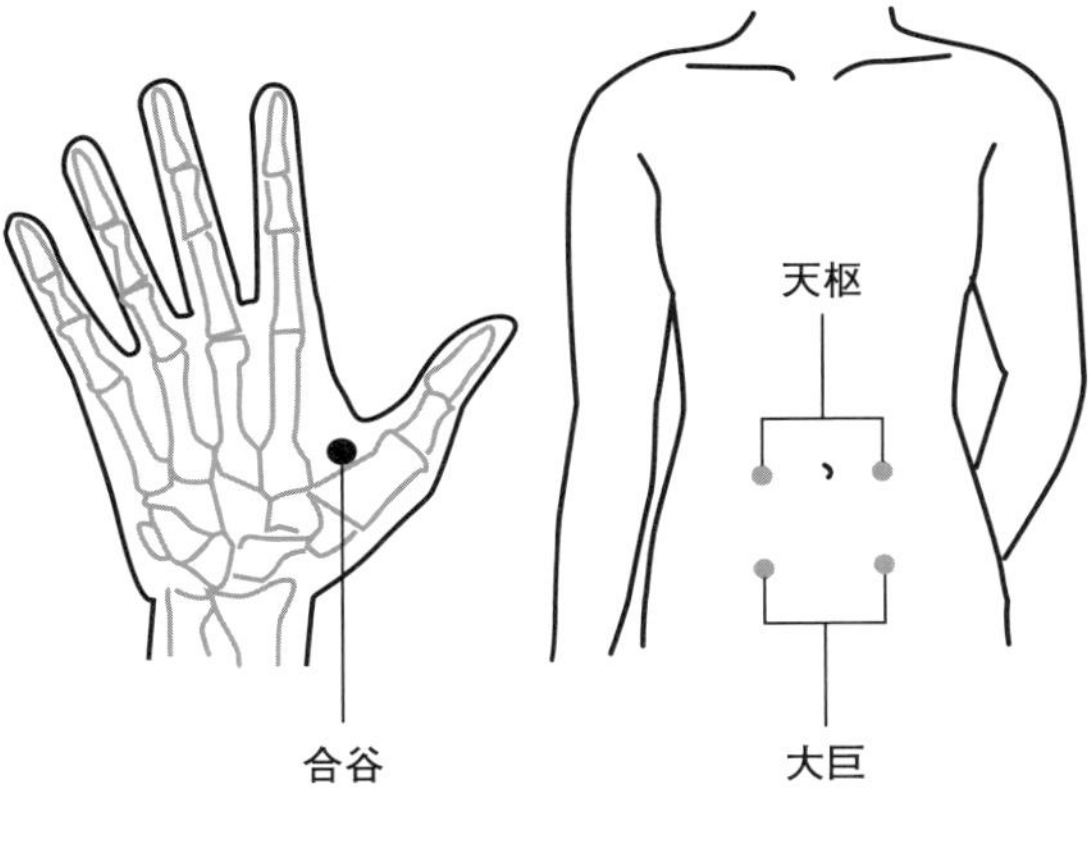

・ポイント・

胃腸の機能を高めるツボ押しで粘膜は強化できる

アロマテラピーで副交感神経を優位に

粘液の分泌を高める方法として、アロマテラピーも効果的です。**自律神経は、五感の影響を強く受けているので、良い香りをかいで嗅覚を刺激すると、副交感神経が優位になり、粘液の分泌力が高まるのです。**

アロマディフューザーを使ってお部屋に香りを漂わせてもいいですし、ティッシュなどに精油を数滴垂らして香りをかいだり、入浴時にお湯に4~5滴ほど垂らすのもいいでしょう。以下の精油が特に副交感神経を優位にする作用が高いとされているので、ストレスを感じたときなどにお試しを。

・ポイント・

香りをかぐだけでも粘液の分泌量は増やせる

●ベルガモット

精神状態を安定させて不安などから心を解放。副交感神経を優位にして、胃の働きを強める作用もある。

●ティートゥリー

副交感神経を優位にして、心身の疲れを癒やして安定させる効果がある。殺菌作用、抗ウイルス作用、免疫力を高める効果も。

●ユーカリ

憂鬱な気分をスッキリさせる効果のほか、抗菌や抗ウイルス効果もあり、風邪やのどのトラブルや、鼻炎、鼻づまり、花粉症などにも効果的。

●ラベンダー

優れたリラックス効果があり、不安や緊張感を取り除く効果や、安眠効果がある。殺菌作用や抗炎症作用、鎮痛作用、免疫力強化作用なども。

副交感神経の出番を増やす生活を心がける

ここまでにいろいろな粘膜力アップ術をご紹介してきましたが、何よりも重要なのは生活習慣の改善です。

不規則な生活をしている人にとってはこれが一番難しいと思いますが、**まずは夜更かしをせず、早寝早起きをすることです。**

日中の休息の取り過ぎや深夜までの残業は、自律神経を乱します。

また、寝る直前までパソコンやスマホを見ている人が多いようですが、画面から放たれるブルーライトは交感神経を優位にし、睡眠の質を下げます。

食事でも満腹と空腹を一定のリズムで繰り返すことが、自律神経を整えるためには大切です。**食事時間が不規則にならないよう、なるべく決まった時間に食べるのがおすすめです。**

また、自律神経は心と直結しているので、不安、悲しみ、恐れなどの負の感情を抱いていると交感神経優位になります。これらの感情は根本原因を解決しないと解消しづらいものですが、趣味や旅行などなんでもいいので、**楽しい、うれしい、心地いいと感じる時間を増やしましょう。**

粘膜力を高めるには、生活のリズムを整え、心を前向きにして、明るく元気に過ごすことが何よりも重要なのです。

・ポイント・

粘膜力アップには規則正しい生活と心の安定が不可欠

おわりに

私が粘膜に注目したきっかけは、子どもの頃に遡ります。

まだ小さい頃、ナメクジを眺めていると、祖父と祖母が、「ナメクジが這った跡はテカテカ光っているけれど、そこにはカビが生えないんだよ」と教えてくれました。私は子どもながらに、そのことにとても興味を持ちました。

そんなことが頭にあったせいか、大学で免疫学の研究の道に進んだ時、体が粘液で覆われたプラナリアという生物の研究をすることにしました。プラナリアは、切っても切っても再生し、元の状態まで復元するという驚異の再生能力を持っている生物です。この再生能力にも、粘液が関わっているのではないかということに着目したのです。研究を進めるうちに、プラナリアの粘液にもナメクジの粘液にも、病原体などの異物を撃退する物質が含まれていて、粘膜が体を守るうえで非常に重要であることを見いだしました。

これは人間も同じで、人間の粘液も、さまざまな防御物質の宝庫です。無脊椎動物から脊椎動物に至るまで、あらゆる動物は、粘膜から出る粘液によって病原体をやっつけているのです。

粘膜さえ丈夫なら、病気のリスクは格段に下がります。

本書の中には、粘膜を丈夫にしていくために、私が長年の免疫力の研究の中で「これはいい！」と手ごたえを感じた方法ばかりを集めました。

この本を読んでくださったみなさんが、これから粘膜力を高め、健康でいきいきとした人生を送る手助けができればうれしく思います。

２０１５年11月　和合治久

STAFF

構成	和田美穂
デザイン	BLUE DESIGN COMPANY
イラスト	関根庸子（sugar）
カバー写真	中本浩平
図表作成	横山　勝
校正	鈴木初江
編集	川上隆子（ワニブックス）

れんこんパワーで病気をはじき出す！
粘膜力でぜんぶよくなる

著者　和合治久
2015年12月10日　初版発行

発行者　横内正昭
編集人　青柳有紀
発行所　株式会社ワニブックス
　　　　〒150-8482
　　　　東京都渋谷区恵比寿4-4-9　えびす大黒ビル
　　　　電話　03-5449-2711（代表）
　　　　　　　03-5449-2716（編集部）
　　　　ワニブックスHP　http://www.wani.co.jp/
印刷所　株式会社美松堂
製本所　ナショナル製本

定価はカバーに表示してあります。
落丁・乱丁の場合は小社管理部宛にお送りください。送料は小社負担でお取り替えいたします。ただし、古書店等で購入したものに関してはお取り替えできません。本書の一部、または全部を無断で複写・複製・転載・公衆送信することは法律で定められた範囲を除いて禁じられています。

©和合治久2015
ISBN978-4-8470-9411-8